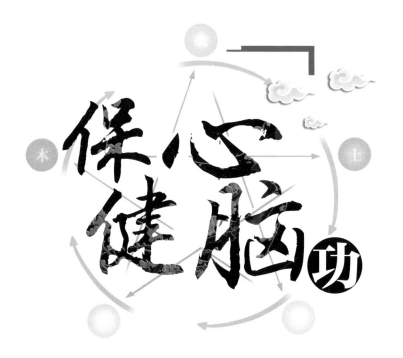

保心健脑功

BAOXINJIANNAOGONG

文泰元 编著

山西出版传媒集团

山西科学技术出版社

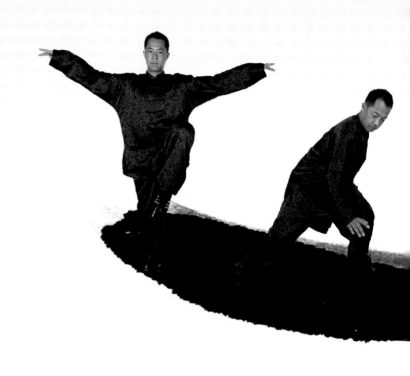

「上工治未病」——五行养生术

中华文明源远流长，保健养生的观念以及方法亦传承数千年。历代养生家们创编了各种各样的养生导引术，以自然健康为理念，强调人与自然的和谐，通过肢体运动与呼吸的调节达到预防疾病、保健养生的目的，受到广泛的欢迎。

保心健脑功，以传统中医学人体阴阳五行理论为基础，吸收了八段锦、五禽戏、六字诀、龙形太极内功、少林内功等中国古代优秀养生健身导引术的精髓创编而成，是一套针对人体心脑健康创编的现代养生健身术。它通过肢体伸

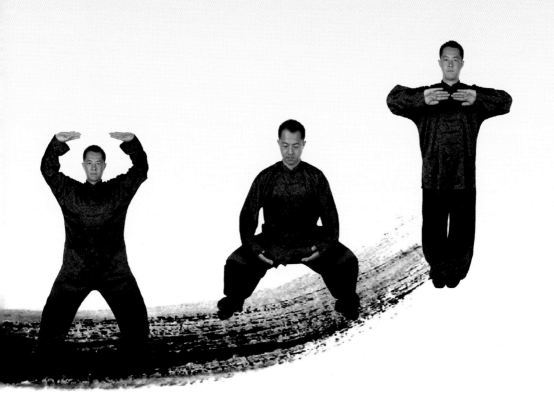

　　展、拍打运化、按摩刺激，配合呼吸吐纳，以疏通全身经络，尤其是脑部及脏腑经络，能活化肢体、平衡阴阳，有开智健脑、保心养血、补益精髓、理气降压的神奇功效，并能有效防治因"肝肾阴虚，肝阳上亢"导致的高血压、心悸等病症，对因脂肪代谢和血液凝固机制失调、胆固醇堆积导致的心血管疾病也有辅助治疗效果。保心健脑功能使人远离疾病，益寿延年。

　　本套功法共三段，分为十个招式：健脑开智须单举、水升火降去心浊、弯弓射虎通血脉、凤凰展翅气冲梢、羽燕双飞润心肺、风摆杨柳水倒流、万佛朝宗理三焦、梳脑理气降血压、背后七踮百病消、养血凝心静思神。本套功法简单易学，特别适合中老年人学习，为养生保健和防治心脑血管疾病提供了全面的引导和帮助。

　　本书介绍了习练要领及注意事项，详细解析了全套功法的动作、各式要点及功效，方便读者快速上手，具有很高的实用价值，是广大养生爱好者不可或缺的保健书籍。此外，本书还附有四套中国传统心脑导引养生术，供读者自行揣摩习练。

【目录】

第一章 养心脑，寿延年

一、现代心脑保健导引法——保心健脑功 ………… 2

　　1. 功法简介　　2. 功法特点　　3. 养生原理

二、心脏的概念及其养生原理 ………………………… 8

　　1. 心脏的概念　　2. 心脏在人体中的地位　　3. 心脏的生理功能

　　4. 心的经络——手少阴心经　　5. 心与其他脏腑的关系　　6. 心脏病症简表

三、脑的概念及其养生原理 …………………………… 17

　　1. 脑的概念　　2. 脑在中医中的地位　　3. 脑与经脉的关系

　　4. 脑与五脏的关系

第二章 功法详参

一、习练要领 ……………………………………………… 24

二、注意事项 ……………………………………………… 24

　　1. 练功前　　2. 练功中　　3. 练功后

三、功法解析 ……………………………………………… 26

　　预备式

　　第一式　健脑开智须单举　　　第二式　水升火降去心浊

　　第三式　弯弓射虎通血脉　　　第四式　凤凰展翅气冲梢

　　第五式　羽燕双飞润心肺　　　第六式　风摆杨柳水倒流

　　第七式　万佛朝宗理三焦　　　第八式　梳脑理气降血压

　　第九式　背后七踮百病消　　　第十式　养血凝心静思神

第三章 古代保心健脑导引养生术精选

一、传统导引养生术对心脑的保健 ················· 68

二、古本五禽戏 ································· 69

    1. 虎式　2. 鹿式　3. 熊式　4. 猿式　5. 鸟式

三、明本五禽戏 ································· 77

    1. 虎式　2. 鹿式　3. 熊式　4. 猿式　5. 鸟式

四、灵剑子导引法 ······························· 80

    1. 春季补肝三势　2. 夏季补心三势

    3. 秋季补肺三势　4. 冬季补肾三势

五、民间脑部养生导引九法 ························· 86

    1. 针头　2. 搓头　3. 振头　4. 推头　5. 梳头

    6. 点百会　7. 点风池　8. 揉太阳　9. 顺推率谷

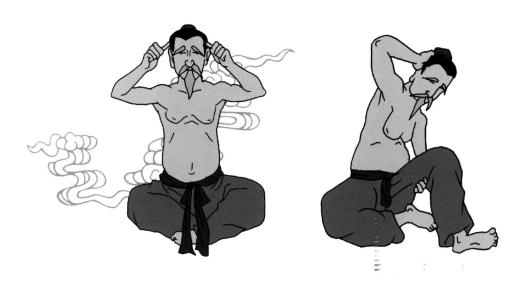

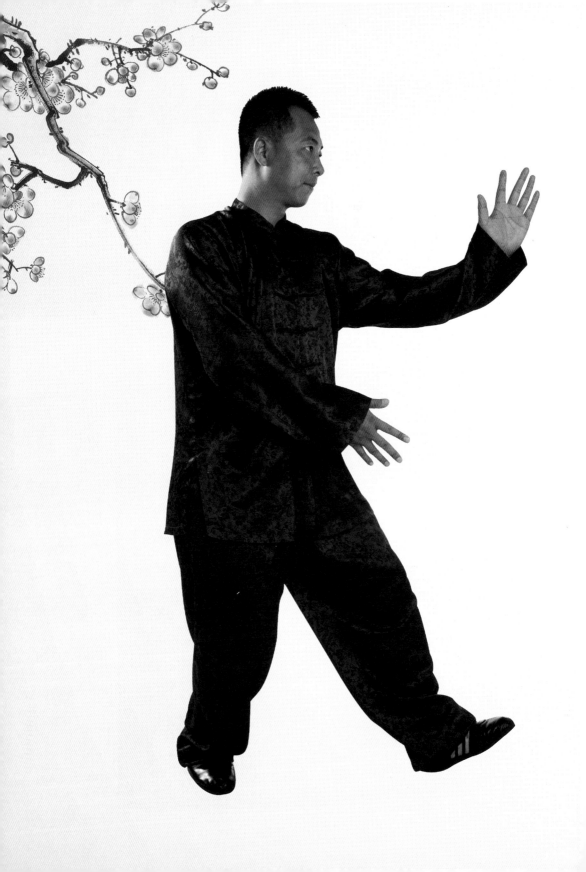

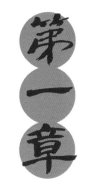

第一章

养心脑，寿延年

千百年来，中国历代的养生家创编了各种各样的导引术，即现代所说的养生健身法，功能多样而齐全。保心健脑功，是现代养生家针对人体经络和心脑健康而创编的养生健身术。它将古代优秀的养生导引功法与现代人体运动理论相结合，有开智健脑、保心养血、补益精髓、理气降压的神奇功效。

本章除了简单介绍保心健脑功之外，还用较大的篇幅详细介绍了中医学上关于心脏和脑的相关知识，以帮助读者更好地体悟功法的原理。

一、现代心脑保健导引法——保心健脑功

1. 功法简介

传统中医学认为：心为血脉之祖，脑为元神之府。心脑二者，一主周身气血运行，一主神思意识活动。气血通则经脉顺，神识明则思感活。经脉顺、思感活，生命方能由内而外焕发勃勃生机。

保心健脑功，是以道家"静以养神，动以养形"原理为基础，结合古代五行养生动、静功法，挖掘整理古老养生健身导引术如八段锦、五禽戏、六字诀、龙形太极内功、少林内功等的动作精髓，创编而成的一套现代心脑保健养生导引术。它通过肢体伸展、拍打运化、按摩刺激，配合呼吸吐纳，以疏通全身经络（尤其脑部及脏腑经络）、调理血脉，不仅能防治心脑疾病，还能活化肢体、平衡阴阳，使人远离疾病，健康长寿。

保心健脑功共分为十式。第一式"健脑开智须单举"就是通过上肢一松一紧的上下对拉及头向上顶，起到按摩心脏、开发大脑智力的作用；第二式"水升火降去心浊"利用了六字诀的"呵"字诀，口吐"呵"字泄出心中浊气，以调理心脏功能；第三式"弯弓射虎通血脉"主要是通过刺激督脉来疏通脑部经络及穴位；第四式"凤凰展翅气冲梢"是通过扩大胸腔、呼出浊气来加强心肺功能；第五式"羽燕双飞润心肺"则是通过配合呼吸来按摩心肺；第六式"风摆杨柳水倒流"是利用身

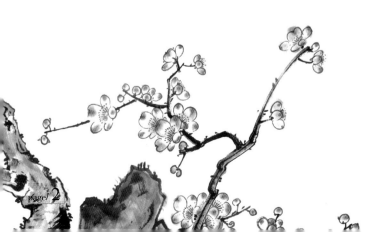

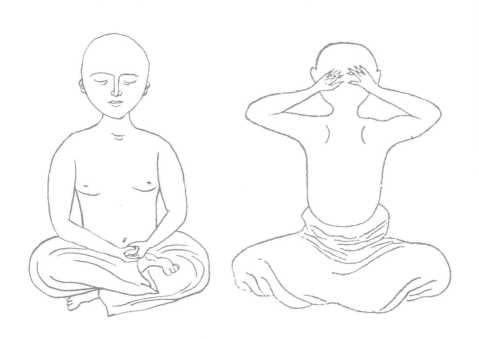

体的扭转和手部的拍打来疏通手三阴三阳、足三阴三阳经脉，进而刺激心脏和脑部；第七式"万佛朝宗理三焦"与第三式有异曲同工之妙，也是利用对督脉的拉伸来刺激心脏、头部的经脉及穴位；第八式"梳脑理气降血压"是通过梳理头部来通达阳气，疏利气血；第九式"背后七踮百病消"是利用神经的疏导来调理脏腑功能；第十式"养血凝心静思神"运用双手攥拳的动作来刺激手三阴三阳经的腧穴，进而增强心脏和脑部机能。

2. 功法特点

①动作编排以简单易学为第一要义，体现了形、意、气的合一，符合习练者特别是中老年人的生理规律。动作是在古代传统养生导引术的基础上，汲取精华，加以提炼、改进而成。

②动作舒展大方、圆转灵活、缓慢柔和，习练时身体重心平稳，动作转换如行云流水，婉转连绵，似人在气中、气在人中。

③部分招式讲求左右对称，平衡发展，如第三、第四、第五、第六及第十式。

④功法符合中医基础理论，配合中医脏腑、经络学说，外练筋骨，内调脏腑，以达到外健筋骨、内壮脏腑的养生目的。

⑤全套功法既有整体的健身作用，又有每一式的特定功效。既可全套连贯习练，也可根据自身情况选择单式习练，还可自主调节每式动作的练习幅度和强度，因而安全可靠。

⑥各式动作均体现了身体躯干的全方位运动，包括前俯、后仰、侧屈、拧转、折叠、提落、开合、缩放等各种不同的姿势，对颈椎、胸椎、腰椎等部位进行了有效的锻炼。

⑦功法中特别增加了手指、脚趾等关节的运动，以达到加强末端血液微循环的目的。同时，还注意对平时活动较少或为人们所忽视的肌肉群的锻炼。如第四式、第五式就是对手指的加强运动，第九式则是对脚趾的加强牵引。

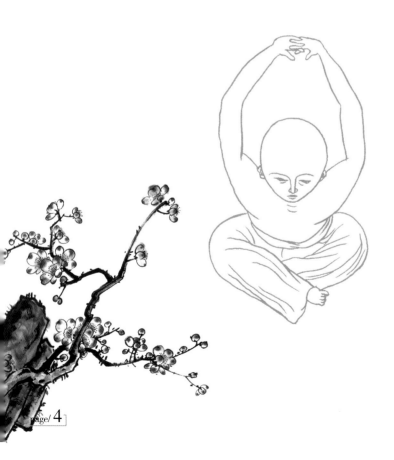

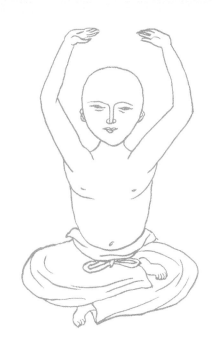

3．养生原理

（1）疏通经络

经络是气血运行的通路，经络不通则痛，脏腑若得不到气血的滋养，则易引发各种病症。

本套功法通过肢体的拉伸及拍打，可疏通经络，减轻或消除各种病症。

（2）调和气血

气血是人体的营养物质，气血不足就会导致贫血或营养不良、免疫功能下降，从而产生许多虚证；如果气滞血瘀就会导致气血运行障碍，产生许多实证。

本套功法通过运气调息、疏经通络，不仅可以补益气血，而且能理气活血，防治许多虚证和实证。

（3）平衡阴阳

很多病是由于阴阳不平衡引起的，因而人体内的阴阳必须保持相对平衡。如果阴阳平衡失调，就会产生阴虚阳亢、阳虚阴盛，或者出现阴盛阳衰、阳盛阴衰等各种病症。

本套功法就是通过伸展肢体、拍打身体、运气调息等方式，作用于心脑相关的经络和穴位，使失调的系统功能达到阴阳平衡，进而改善和消除阴阳失调的各种病症。

（4）扶正祛邪

　　扶正是指可以扶助正气，疾病的产生大多与正虚邪实有关。正虚是指精血不足和脏腑功能低下，邪实是指风、寒、暑、湿、燥、火六淫邪气侵袭。

　　本套功法通过对脏腑功能的强化，既可扶助正气，又可祛除邪气，所以能够防治许多虚证和实证。

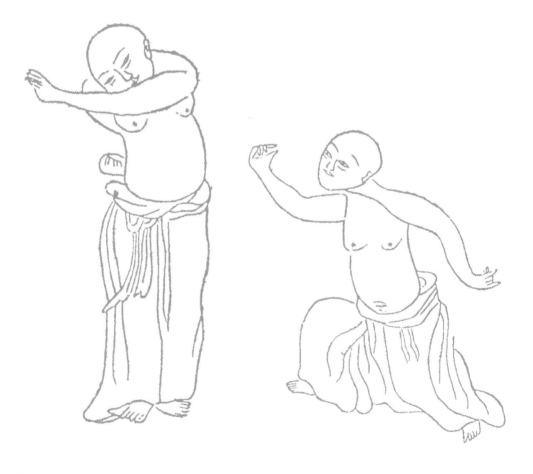

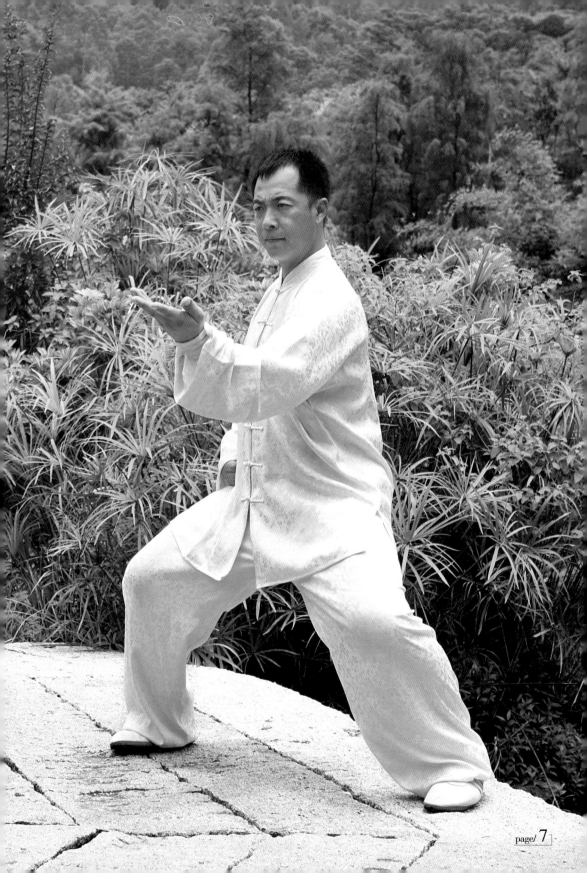

二、心脏的概念及其养生原理

1. 心脏的概念

通常我们所说的心脏，就是指"心"这个人体器官，它属于人体脏腑的一部分。

心位于胸腔之内、膈膜之上、两肺之间而偏左，形状像倒垂未开的莲蕊，外面有心包护卫，是隐藏在脊柱之前、胸骨之后的一个重要的脏器。平时我们所感受到的心尖搏动就在左乳之下。

关于心的解剖位置，在《内经》《难经》《医贯》等中国古代中医文献里都有比较明确的记载。明朝张介宾所著《类经图翼·经络（一）》中记载："心居肺管之下，膈膜之上，附着脊之第五椎。"

中医学对人体心脏的形状、颜色、结构以及心腔的血容量等也都有一定的认识，《类经图翼·经络（一）》中这样描述："心象尖圆，形如莲蕊，其中有窍，多寡不同，以导引天真之气，下无透窍，上通乎舌，共有四系以通四脏。心外有赤黄裹脂，是为心包络。"

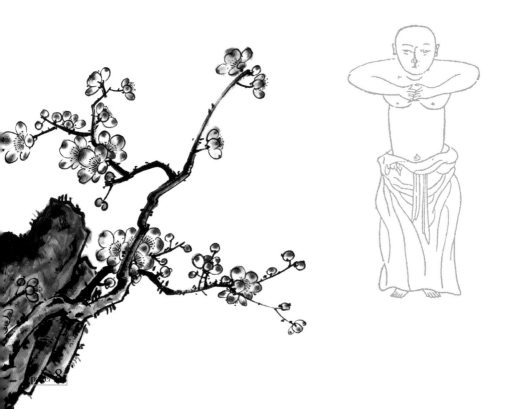

2. 心脏在人体中的地位

心脏是人体五脏六腑中最重要的器官。中医学认为：心为神之舍，血之主，脉之宗，在五行中属火，为阳中之阳脏，起着主宰人体生命活动的作用。

在中医文献中，脏象学说中的心有血肉之心和神明之心之别。血肉之心，即指人体的心脏；神明之心，是指大脑接受和反映外界事物，进行意识、思维、情志等精神活动的功能。中医学把精神意识、思维活动归属于心，所以有"神明之心"的说法。

3. 心脏的生理功能

中医学认为：心主血脉，主神志，主汗，开窍于舌，在体为脉，其华在面，在志为喜，在液为汗，与四时之夏相通应。

心的主要功能有二：一是心主血，为人体血液循环的枢纽和动力；二是心藏神，为人体生命活动和进行意识、思维、情志等精神活动的中心。

（1）主血脉

心主血脉，最早见于《素问·痿论》中的"心主身之血脉"。它包括"心主一身之血"和"心主一身之脉"。主，是"主宰、主管、主司"的意思。也就是说，心有推动血液在脉道中正常运行的生理作用。

血脉包括血和脉两个方面。血指的是血液。脉指的是脉管，又称经脉，全身的脉都与心脏相连接，网络于周身，是血液运行的通道，所以脉有"血府"之称。心脏和脉管相连，形成一个密闭的系统，成为血液循环的枢纽。心脏不停地搏动，推动血液在全身脉管中运行，循环往复，成为血液循环的动力。所以在《医学入门·脏腑》中就说："人心动，则血行于诸经。"由此可见，心脏、脉和血液所构成的这个相对独立的系统的生理功能，都属于心所主，都有赖于心脏的正常搏动。

心脏的正常搏动，主要依赖心的阳气作用。心的阳气充沛，才能维持正常的心力、心率和心律。心脏有规律地跳动，与心脏相通的脉管也随之产生有规律的搏动，称为"脉搏"。中医通过触摸脉搏的跳动，来了解全身气血的盛衰，将其作为诊断疾病的依据之一，也就是"脉诊"。

心主血脉的生理作用有两方面。一是行血，以输送营养物质。心气推动血液在脉内循环运行，而血液运载着营养物质以供养全身，使五脏六腑、四肢百骸、肌肉皮毛以及整个身体都获得充分的营养，以维持正常的功能活动。二是生血，使血液不断地得到补充。胃肠消化吸收的水谷精微，通过脾的运化、升清散精的作用，上输给心肺，在肺部吐故纳新之后，贯注于心脉而赤化成为血液，故有"心生血"（《素问·阴阳应象大论》）的说法。

心主血脉的功能还与宗气的盛衰密切相关。宗气集于胸中，有"贯心脉以行气血"的功能。宗气的盛衰，直接影响心气的强弱、心脏的搏动和血液的运行，因此古代医家常用诊虚里部位（心尖搏动区）来判断宗气盛衰。

在正常情况下，心脏功能正常，气血运行通畅，全身机能正常，那么心脏搏动正常，脉搏节律就会调匀，脉象和缓有力，面色红润光泽。如心脏发生病变，则会通过心脏搏动、脉搏、面色等方面反映出来。如果心气不足、血液亏虚、脉道不利，则血液不畅或血脉空虚，表现为面色无华、脉象细弱无力等；如果是发生气血瘀滞、血脉受阻，就会面色灰暗、唇舌青紫；如果心前区感到憋闷和刺痛，脉搏便会出现异常，脉象为结、代、促、涩等。

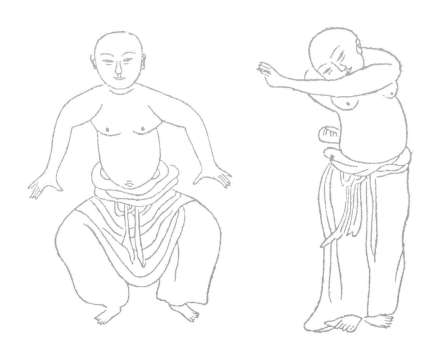

（2）主神志

心主神志，是指人的精神、意识、思维活动由心所主宰和统管。它是心的主要生理功能之一。心主神志，出自《素问·宣明五气篇》的"心藏神"以及《素问·灵兰秘典论》的"心者，君主之官，神明出焉"。也就是说，心主神志可称为"心藏神"和"心主神明"。

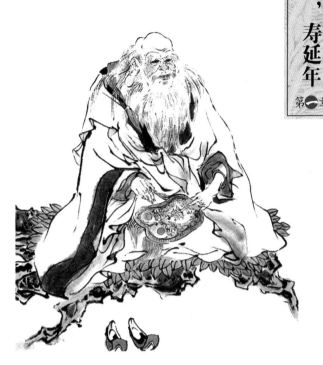

在中医学中，神的含义主要有三。其一，指自然界物质运动变化的功能和规律，所谓"阴阳不测谓之神"（《素问·天元纪大论》）。其二，指人体生命活动及其外在表现的总称，一般称之为广义的神。包括整个人体的生命活动，如人的形象以及面色、眼神、言语、应答、肢体活动姿态等。换句话说，凡是机体表现于外的"形征"，都是机体生命活动的外在反映。"得神者昌，失神者亡"以及通常所说的"神气""神态""神色"等，都是指广义的神。其三，指人们的精神、意识、思维活动，这是狭义的神。心所主的神志，一般是指狭义的神。

心藏神主要体现为：

①主思维、意识、精神。在正常情况下，神明之心接受和反映客观外界事物，进行精神、意识、思维活动，这种作用称之为"任物"。任，为接受、担任、负载之意，即心具有接受和处理外来信息的作用。有了这种"任物"的作用，才会产生精神和思维活动，才能对外界事物作出判断。

②主宰生命活动。"心为身之主宰，万事之根本。"（《饮膳正要·序》）神明之心是人体生命活动的主宰，五脏六腑必须在心的统一指挥下，才能进行统一协

调的生命活动。

心主神志功能正常与否的外在表现主要是精神、意识、思维和睡眠四个方面。心主神志的生理功能正常，则精神振奋、意识清晰、思维敏捷、睡眠安稳。如果心神失常，就会出现失眠多梦、精神亢奋、神志不宁甚至谵狂等症状，辨证多为心火亢盛或痰火扰心，治以清心化痰、醒神开窍为主；如果出现反应迟钝、神志模糊、表情淡漠、健忘、痴呆、精神委顿等症状，辨证多为痰迷心窍或心血不足，治以化痰开窍、养心安神为主；如果外感热病，见高热不退、神昏谵狂诸症，辨证多为热入心包，治以清心凉血开窍为主。总之，精神、意识、思维和睡眠等方面出现异常变化，多从心论治。

（3）心的其他功能

心在五行中属火，功能特点是像火一样热烈，生机勃发。它与六气中的暑热之气相通，所以心被称为"火脏"。心的特性也多与火有关。心属火，性热，能温养五脏六腑。火属阳，性热，能够温养万物。

心在五脏整体系统中处于统治地位，是人体生命活动的调控中枢。因此《灵枢·邪客》中称心为"五脏六腑之大主也，精神之所舍也"。《素问·灵兰秘典论》谓："主明则下安……主不明则十二官危。"

4. 心的经络——手少阴心经

手少阴心经承接脾经，始于心室，出属于心系（出入心脏的大血管等组织），弯向下行，通过膈肌进入腹腔，与小肠相联络。

从心系向上的支脉：沿食管和咽上行至颅内，联系目系（出入于眼球后部的神经、血管等组织）。

从心系执行的支脉：从心系直到肺脏，然后斜向下行至腋窝（极泉），沿上臂内侧后缘、肱二头肌内侧沟，至腋窝内侧，沿前臂内侧后缘、尺侧腕屈肌腱侧，到掌后豌豆骨部，沿小指桡侧至末端（少冲），与手太阳小肠经相接。

属络的脏腑：属心，络小肠，并和肺、肾有联系。

主治病症：心血管疾病，包括心动过速、心动过缓、心绞痛；神经衰弱、癔症、精神分裂症、癫痫等；肋痛、肘臂痛等。

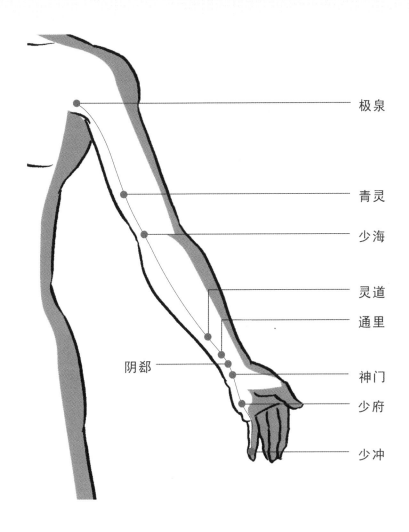

极泉

青灵

少海

灵道

通里

阴郄

神门

少府

少冲

手少阴心经穴

手少阴心经歌谣

五是心经小指边，极泉腋窝动脉牵，青灵肘上三寸寻，少海肘后五分连，
灵道掌后一寸半，通里腕后一寸间，阴郄去腕五分是，神门锐骨端内缘，
少府小指本节后，少冲小指内侧边。

5．心与其他脏腑的关系

（1）心与肺

心主血，肺主气，心与肺的关系是气和血相互依存、相互为用的关系。血的运行有赖于气的推动，而气的输散分布也需要血的运载。肺气虚或肺失宣降，会影响心的行血功能，从而导致血瘀，出现胸闷、心率改变、口唇青紫等症状体征。如果心气不足或心阳不振，出现血液运行不畅，也将影响肺的宣发肃降，出现咳嗽、气促等临床表现。

（2）心与脾

心主血，脾统血，二者的关系主要表现在血的生成和运行两个方面。脾气旺盛，生血功能正常，则心有所主；而心血充足，则可营养脾气。血液在体内的循行，一方面要靠心气的推动，另一方面还要靠脾气的统摄才不致溢出脉外。如果思虑过度，耗伤心血，脾的运化功能就会受到影响，出现食欲不振、疲倦乏力等症状；如果脾气虚弱，气血生化不利或脾不统血，血液外溢，则可致心血虚、心无所主，临床表现为心悸、失眠、多梦等。

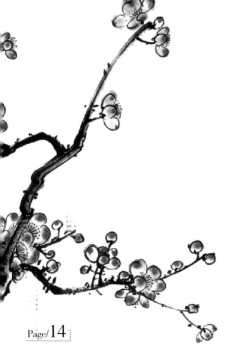

（3）心与肝

心主血，肝藏血。心行血功能正常，则血液供应充分，肝有所藏；如果肝藏血功能失常，心无所主，血液运行也会受影响。

心主神志，肝主疏泄，人的精神意识和情志与这两脏均有密切关系。心、肝病变都可表现为精神、心理活动的异常。比如，肝阳上亢患者既可有头晕、目眩、烦躁、易怒等肝病症状，又可兼有心悸、失眠等心病表现。

（4）心与肾

心位居于上，属阳，五行属火；肾位居于下，属阴，五行属水。在正常情况下，心火应当降于肾，以助肾阳、温肾水，使肾水不寒；而肾水则须上济于心，以资心阴，防止心阳过亢。心肾之间的这种相互帮助、相互制约的关系，被称为"心肾相交"。如果肾水不足，不能滋润心阴以制约心阳，就会出现心阳过亢，临床可见心烦、失眠、多梦、遗精等症；如果心阳不振，心火不能下温肾水，使肾水不能化气，反而上凌于心，则可能出现心悸、水肿等症。

（5）心与小肠

心与小肠通过手少阴心经及手太阳小肠经互相络属，形成表里关系。临床上可见心经实火移热于小肠的病例，出现尿少、尿热、尿赤、尿痛等症状；也可见小肠热盛，循经上炎于心，出现心烦、口舌生疮等症状。

6. 心脏病症简表

症型		病理	主要症候				治法
			共同症状	常见症状	舌象	脉象	
虚证	心气虚	心气不足或心阳不振，鼓动无力	心悸、气短，自汗，活动时症状加重	面色苍白，体倦乏力	苔白质淡	细弱或结代	补心气
	心阳虚			形寒肢冷，心胸憋闷，面色苍白	舌淡		温心阳
	心血虚	阴血不足，心失所养，心神不宁	心悸、失眠、健忘、多梦	面色不华，眩晕，唇淡	舌淡	细	补心血
	心阴虚			心烦，手足心热，潮热盗汗，口干	舌红少津	细	养心阴
实证	心火上炎	心火上炎于舌，内扰心神		舌体糜烂、疼痛，生口疮，心烦，失眠，口干，尿黄	舌尖赤	细	清心泻火
	心血瘀阻	心气虚或心阳不振，痰浊凝聚，致气滞血瘀，阳气不通		心悸、心痛，痛引两肋及肩臂，时作时止，重者肢冷出汗，口唇青紫	舌质暗红或有瘀点	细涩或结代	通阳化瘀
	痰火扰心	痰火内扰，心神错乱		神志错乱，哭笑无常，狂躁妄动，甚则打人、骂人	苔黄腻	滑数	涤痰泻火
	小肠气痛	小肠气机郁陷		小腹急痛，腹胀肠鸣，阴囊坠胀连及腰脊，下控睾丸而痛	苔白	沉弦	理气止痛

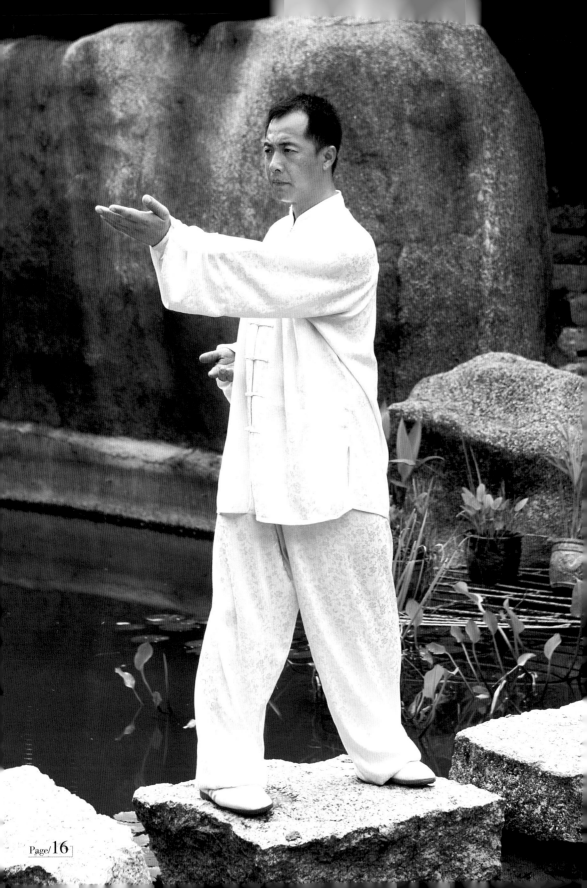

三、脑的概念及其养生原理

1. 脑的概念

脑，又名髓海、头髓。脑深藏于头部，位于人体最上部，其外为头面，内为脑髓，是精髓和神明高度汇集之处，为元神之府。

脑由精髓汇集而成，不但与脊髓相通，而且和全身的精微有关。所以《素问·五脏生成篇》中记载："诸髓者，皆属于脑。"

2. 脑在中医中的地位

（1）主宰生命活动

中医认为"脑为元神之府"（《本草纲目》），是生命的枢机，主宰人体的生命活动。中国传统文化认为，人在出生之前，形体毕具，形具而神生。人

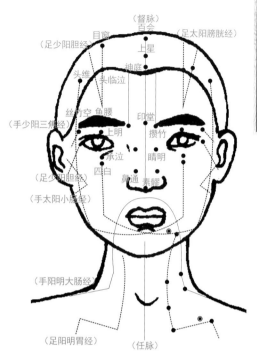

始生先成精，精成而脑髓生。人出生之前随形具而生之神，即为元神。元神藏于脑中，是生命的主宰。元神存则有生命，元神败则人死。

（2）主精神意识

人的精神活动，包括思维意识和情志活动等，都是外界客观事物反映于脑的结果。

思维意识是精神活动的高级形式，是"任物"的结果。中医学一方面强调"所以任物者谓之心"（《灵枢·本神》），即心是思维的主要器官。另一方面也认识到"灵性记忆不在心而在脑"（《医林改错》）。"脑为元神府，精髓之海，实记忆所凭也"（《类证治裁·卷之三》），这种思维意识活动是在元神功能基础上，后天获得的思虑识见活动，属识神范畴。识神，又称思虑之神，是后天之神。

情志活动是人对外界刺激的一种反应形式，也是一种精神活动，与人的情感、情绪、欲望等身心需求有关，属欲神范畴。

也就是说，脑具有精神、意识、思维的功能，是精神、意识、思维活动的枢

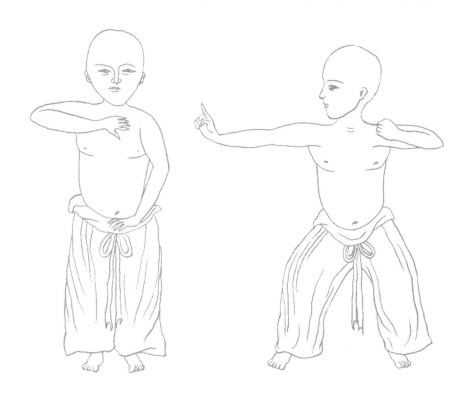

纽，"为一身之宗，百神之会"（《修真十书》）。脑主精神意识的功能正常，则精神饱满，意识清楚，思维灵敏，记忆力强，语言清晰，情志正常，否则便出现神明功能异常。

（3）主感觉运动

眼、耳、口、鼻、舌为五脏外窍，都位于头面，与脑相通。人的视、听、言、动等，都与脑有密切关系。"五官居于身上，为知觉之具，耳目口鼻聚于首，最显最高，便于接物。耳目口鼻之所导人，最近于脑，必以脑先受其象而觉之，而寄之，而存之也。"（《医学原始》）

脑统领肢体，与肢体运动紧密相关。"脑散动觉之气，厥用在筋，第脑距身远，不及引筋以达四肢，复得颈节脊髓，连脑为一，因遍及焉。"（《内镜》）脑髓充盈，身体轻劲有力。如果脑功能失常，不论虚实，都会表现为听觉失聪、视物不明、嗅觉不灵、感觉异常、运动失灵。

3．脑与经脉的关系

脑为髓海，由精气所化生，通过经络、脊髓等与全身密切相连，是人体生命活动的根本。

人体百节都与脑神有密切联系，而经络为传导传达之路。人身十二经脉与其相通的三百六十五络所有的气血运行都上达于头面部，通过头面空窍、脑与全身经脉相联系。如督脉和足太阳经直接入络于脑；手少阴、足厥阴、足太阴、足少阳、足阳明等经由目系和脑相联系；足太阳、足少阳、足阳明、手太阳、手少阳等经均从目周围的空窍联系于脑。

脑又和脊髓相接，占据人体中轴，通上贯下，联内系外，使脑和周身组织发生密切联系，神气由此游行出入，发挥重要的生理作用。

在经络与脑的关系中，脑和督脉的关系非常密切。督脉总督诸阳，贯穿脊柱，入颅络脑，统帅和调节全身阳经的气血，是脑联络全身脏腑肢节、沟通内外上下的枢纽。另外，督脉还起着输布精髓的作用，明代李梃在《医学入门》中写道："脑者髓之海，诸髓皆属于脑，故上至脑，下至尾骶，髓则肾主之"，所以有"督为脑之经脉"的说法。

4．脑与五脏的关系

脑的功能隶属于五脏，五脏功能旺盛，精髓充盈，清阳升发，窍系通畅，才能发挥其生理功能。

（1）脑与心

心脑相通。古代医书中记载有"心脑息息相通，其神明自湛然长醒"（《医学衷中参西录·痫痉癫狂门》）。"心主神明，脑为元神之府；心主血，上供于脑，血足则脑髓充盈。"这也是中医学认为"脑病可从心论治"或"心脑同治"的原因。

（2）脑与肺

脑肺相系。肺主一身之气，助心行血。肺功能正常，则气充血足、髓海有余，所以在中医学上脑病可以从肺论治。

（3）脑与脾

脑脾相关。脾是后天之本，是"气血生化之源"，主升清。脾胃健旺，则清阳出上窍而上达于脑。脾胃虚衰，则九窍不通，清阳之气不能上行达脑而脑失所养。所以，从脾胃入手益气升阳是治疗脑病的主要方法之一。

（4）脑与肝

肝脑相维。肝主疏泄，调畅气机，又主藏血，气机调畅、气血调和，则脑清神聪。

（5）脑与肾

脑肾相济。脑为髓海，精生髓，肾藏精，"在下为肾，在上为脑，虚则皆虚"（《医碥·卷四》）。肾气旺盛，肾精充足，肾精才能生髓而上通于脑，使脑发育健全，则精力充沛，耳聪目明，思维敏捷，动作灵巧。如果肾精亏少，髓海失养，脑髓不足，则会引发头晕、健忘、耳鸣甚至记忆力减退、思维迟钝等症。所以，补肾填精益髓是治疗脑病的重要方法。

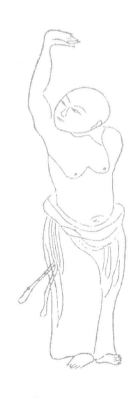

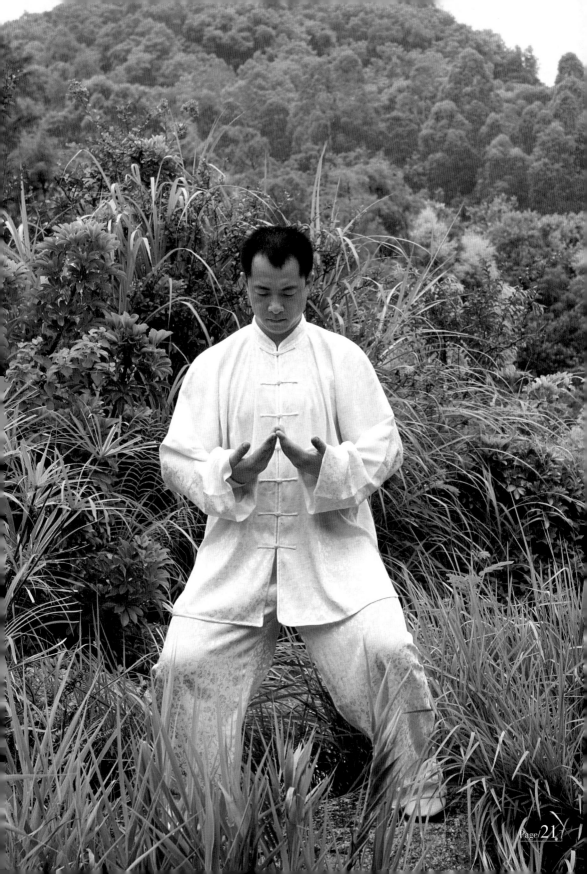

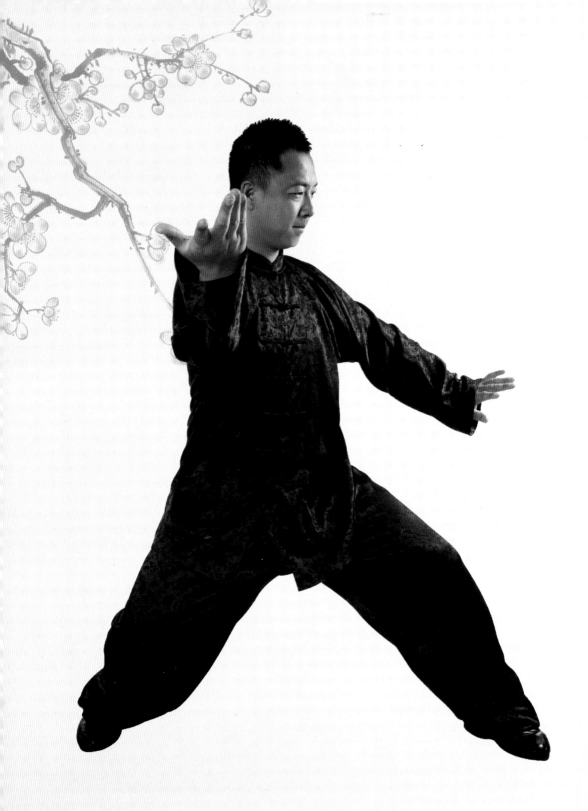

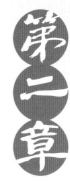

第二章

功法详参

保心健脑功，以中医学为基础，挖掘整理古代优秀养生健身导引术的动作精髓创编而成。它通过肢体伸展、拍打运化、按摩刺激，配合呼吸吐纳，以疏通全身经络，尤其是脑部及脏腑经络，能活化肢体、平衡阴阳，使人远离疾病，益寿延年。

本章介绍了保心健脑功的习练要领及注意事项，并详细解析了全套功法的动作、各式要点及功效，方便读者快速上手。

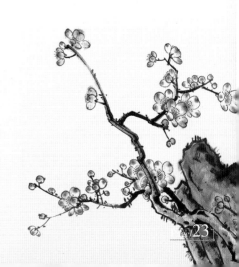

一、习练要领

本套功法动作相对简单，容易学会，但要练得纯熟，做到动作细化、精化，必须经过一段时间的认真习练。因此，初学者必须先掌握动作的姿势变化和运行路线，跟随模仿练习，初步做到"摇筋骨，动肢节"即可。随后，在习练中要注意动作的细节，可采取上、下肢分解习练，再过渡到以腰为轴的完整动作习练，最后进行完整功法的习练，使动作符合规范，并达到熟练的程度。此时，就要注意动作和呼吸、意识、神韵的结合，充分理解动作的内涵和意境，真正达到"形神兼备，内外合一"。

在保持功法要求的正确姿势的前提下，身体各部分肌肉应尽量保持放松，做到舒适自然，不僵硬、不拿劲、不软塌。只有肢体松沉自然，才能做到以意引气、气贯全身，以气养神、气血通畅，从而增强体质。

习练时，中老年人尤其是患有各种慢性疾病者，需要根据自身体质来习练。动作的速度、步姿的高低、幅度的大小、锻炼的时间、习练的遍数、运动量的大小，都应很好把握。大原则是练功后感到精神愉快、心情舒畅，肌肉略感酸胀，不能感到太疲劳，不能妨碍正常的工作和生活。切忌急于求成，贪多求快。

二、注意事项

1. 练功前

·练功前10～20分钟，应停止较剧烈的体力活动和高强度的脑力活动，使全身肌肉放松，心平气和，以利于调整呼吸和意守入静。

·保持心情愉悦，情绪稳定。呼吸保持稳而慢的状态。

·尽量选择安静的场所，光线适宜，空气新鲜，风景宜人。

·排解大小便，除去外部多余的饰物。无论站式、坐式还是卧式，都要解开腰带，穿宽松的衣服，使呼吸和血液循环畅通。

·不要吃得过饱，也不要空腹练习。饮食要清淡，戒烟和酒。

·如果有身体不适或疲乏，可先自我按摩，解除不适和疲劳后再练功。

·禁房事过度。

·妇女月经期应停练或少练。

2. 练功中

· 确定练功方位和练功姿势。

· 深呼吸数次，体松心宽，排除杂念。

· 对身体姿势感到不舒服时，应及时调整。

· 如果出现唾液增多，可将唾液分三次咽下，切莫外吐。

· 如果练功中遇到重大的刺激，不要惊慌，可先调整呼吸，以意领气归丹田。

· 顺应自然，循序渐进。按照正确方法练功自然能够入静。练功时间起初一般为20～30分钟，随功力加深，可逐渐延长。

· 身体要彻底放松，动作轻柔舒缓，不可有过于牵强的感觉，要有韵律感。

3. 练功后

· 练功完毕，将气引归丹田。

· 练功结束后，需注意动静转换，切莫心急。练静功，气引丹田后应做数次头面部按摩，使身体逐渐由静入动；练动功，气归丹田后可静养片刻，深呼吸几次，舒展后再进行其他活动。

· 练功出汗可用干毛巾擦干，切忌当风吹干或立即洗浴。

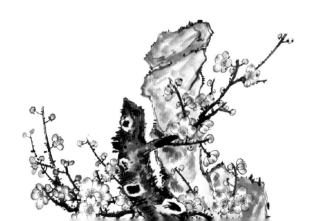

三、功法解析

预备式

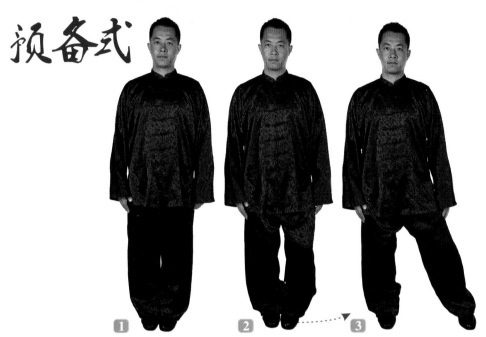

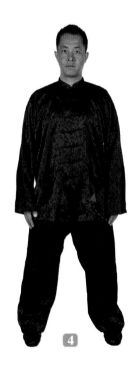

①两脚并立，双手自然下垂，中指贴于两侧裤缝，沉肩坠肘，松静站立。双眼平视正前方。（图1）

②重心微降低，稍移至右腿，左脚脚跟虚，上身保持正直。（图2）

③左脚向左侧迈出一肩的距离，此时脚尖对着正前方。（图3）

④随后身体重心移至身体的中线，此时两脚开立，与肩同宽，双手自然下垂，中指贴于两侧裤缝，沉肩坠肘，松静站立。（图4）

功效原理

预备式可以使我们身心放松，从而能很快地进入练功状态。

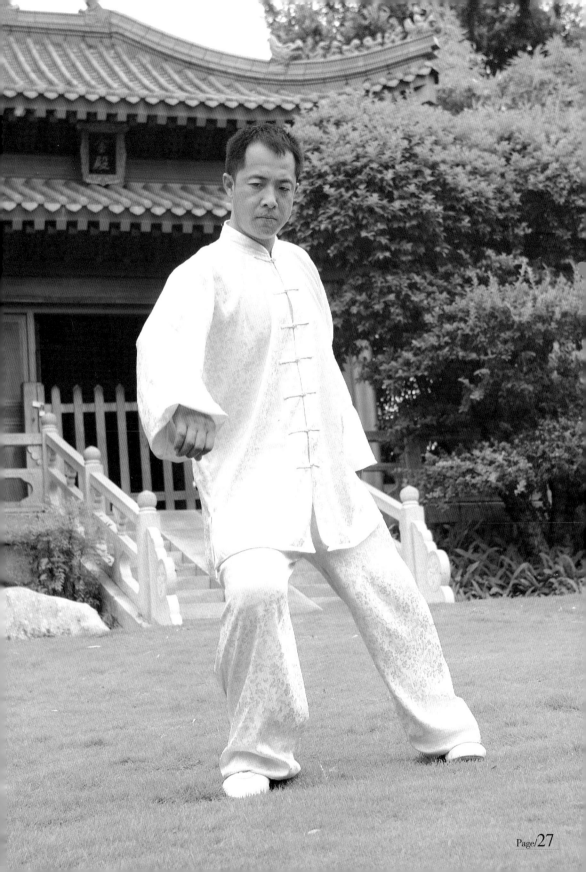

【第一式】健脑开智须单举

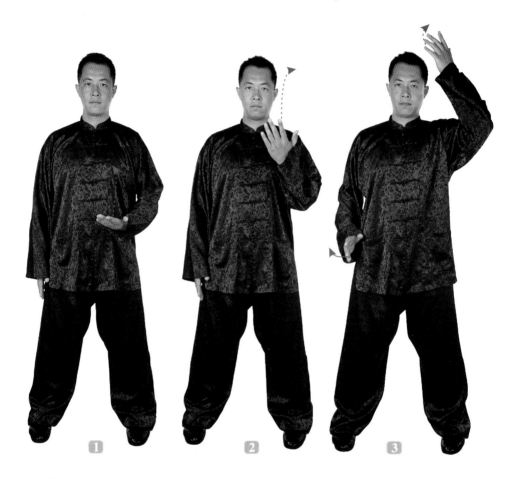

①接预备式，右手姿势不变，肩部放松，左手翻掌朝上，以左手中指为轴，领劲带动手臂往上穿至面部前上方，与此同时右手逐渐离开体侧，屈肘抬至腰间，掌心朝左。双目平视正前方。（图1～3）

要点

左手翻掌后掌指指向右斜前方，五指自然舒展，但不可松散。

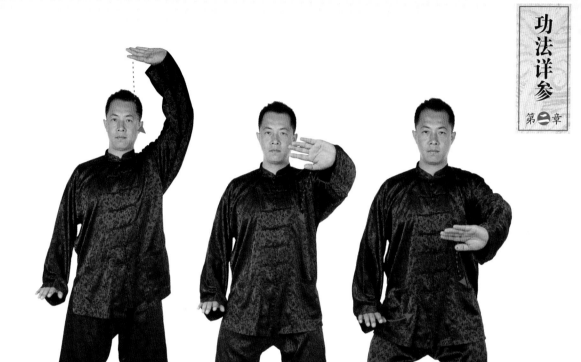

④　⑤　⑥

②动作不停，左手继续往上，穿过头顶，翻掌使掌心朝上；右手翻掌，掌心朝下，稍向外撑开，双手形成上下对拉之势，意到百会，虚顶天灵。（图4）

要点

以中指领劲注上穿。当左手穿至脸部的高度时需注意三点：

一、腋窝要虚，不可夹紧。

二、大小臂之间的夹角不可太小，要撑开一点，手掌不可太靠近脸部。

三、手背与腕平，与小臂成一直线。

左掌以小鱼际为轴，左肘外翻向上抬。上顶和下按的手对拉时，两肘不能完全伸直，注意保持自然的弧线。

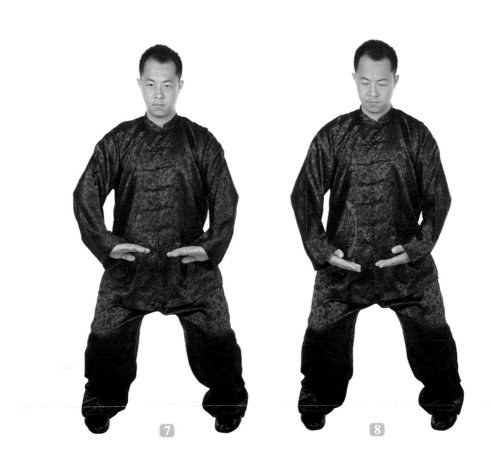

③随后身体下坐，缓缓下蹲，双膝微屈；左手顺势往前绕过头顶，经面部往下沉，掌心朝前，掌指朝右。（图5）至腰间时，右手稍往左画弧提起，向上迎接左掌，双手虚按，掌心斜朝下，指尖相对，五指自然舒展。头稍低，目视两掌。（图6、图7）

④慢慢向外翻掌，变为两掌掌心朝上，掌指相对，双掌形成一个掤劲，稍停。（图8）

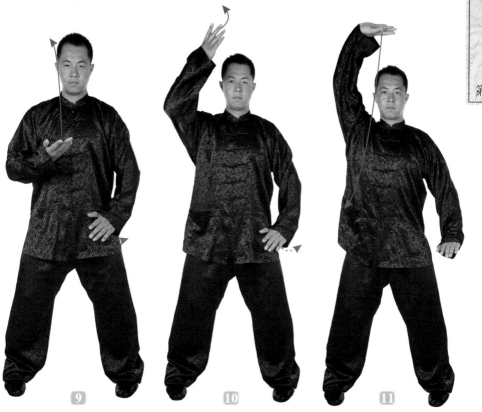

⑤抬头，目视正前方，然后以右手中指为轴，领劲带动手臂往上，同时左手向内翻掌，逐渐向腰间回收。（图9）

两腿伸直，身体直立，右手继续往上，穿过头顶，翻掌，掌心朝上；左手稍向外撑开，掌心朝下，双手成对拉之势，意到百会及以上，天灵虚顶。（图10、图11）

要点

向上穿掌时，掌指自然舒展，五指指缝不可以并拢，要微微张开。

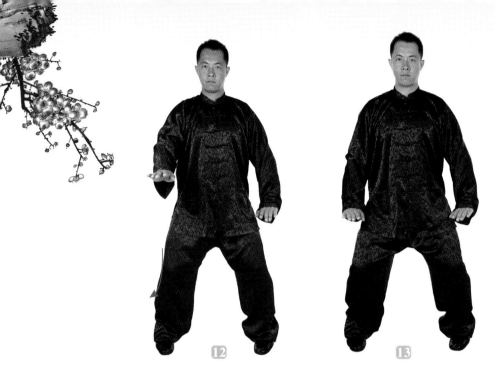

⑥右手往前绕过头顶，经面部前往下沉，手肘微屈，掌心朝下，掌指朝向正前方；左手姿势不变，重心下落（图12）。上势不停，重心继续下降，身体向下微蹲，右手继续向下虚按，经腰间至体侧稍向外撑开，此时双掌分别位于两大腿前上方，掌心朝下，双掌有气冲之感，气沉丹田（图13）。

要点

右掌随重心下降而下落。上抬下落，力达掌根。重心下落时注意是垂直下落，舒胸展体，拔长腰脊，保持身体的中正安舒。

功效原理

通过上肢一松一紧的上下对拉（静力牵引），可以牵拉胸腔和腹腔，起到按摩心脏及脾胃中焦（肝胆）的作用，同时可以刺激腹部、胸胁部的相关经络以及背部腧穴，达到调理脾胃和疏通脏腑经络的功效，还可以有效防治脑血管硬化，增强记忆力，开发大脑智力。脊柱保持直立可使脊柱内的各椎骨间的小关节及小肌肉得到锻炼，增强脊柱的灵活性与稳定性，有利于预防和治疗肩、颈疾病。

功之源 本式源自古代导引术八段锦中的第三式"调理脾胃须单举"，但招式动作相对缓慢，更适合中老年人和体弱者习练。

【第二式】水升火降去心法

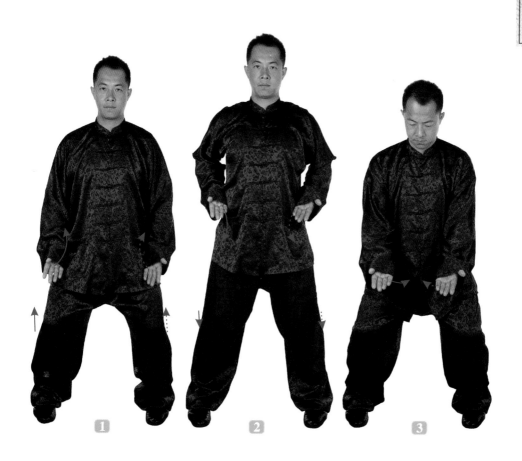

①接上式，向外翻转手掌，掌心斜朝上，身体保持中正安舒。（图1）随即重心垂直向上升起，两手以肘领劲，提肘后拉，两掌小鱼际贴于腰际两侧。（图2）重心下坐，同时两手由腰际向斜下方穿出，掌心斜朝上，掌指朝向斜下方。（图3）

要点

当两手上提时，气不能上浮。双手向上提和向下穿的过程中，一定要保持虚腋，不可夹紧。

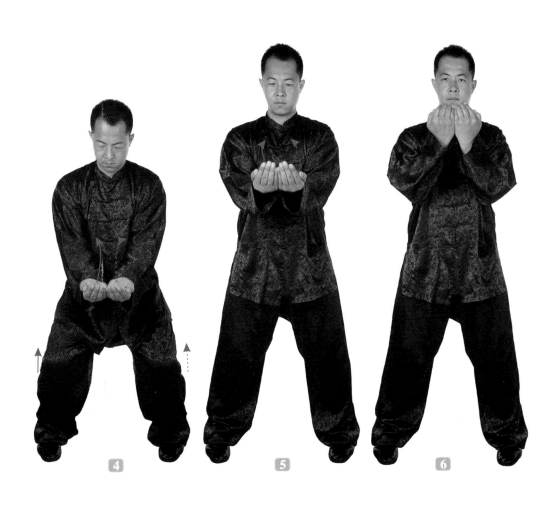

4 5 6

②动作不停，吸气，两小臂内收，双手相合，两小鱼际紧贴，如捧水状，低头，目视两掌掌心。（图4）重心缓缓向上升起，起身直立，双手同时缓缓向上端起，经胸前至下颌处，意如防止清水洒落。头部回正，目视正前方。（图5、图6）

要点

双手相合时也要注意虚腋，不可夹紧；双手向上捧时，要注意缓慢地吸气。

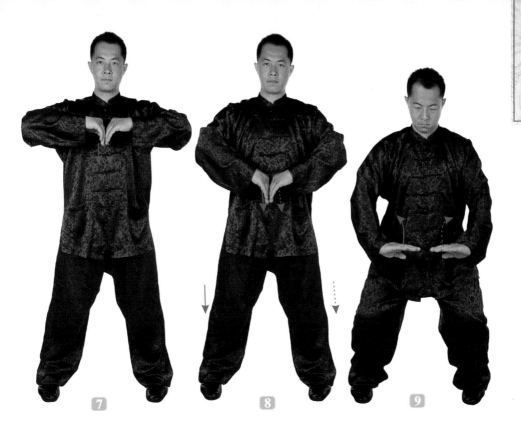

③动作不停，双手在下颌处内扣，两臂向内翻转，同时两肘缓缓上抬与肩平，双手指背相靠，手背、手腕、小臂平齐，成一条直线，掌指朝下。（图7）以六字诀的"呵"字诀呼气，同时双手缓缓下落。（图8）双手降至丹田处时，屈膝，重心下坐，掌根下坠，双手中指相对，外撑，掌心朝下，掌指相对，保持两肘的弧线。头微低，目视两掌背。（图9）

要点

口半张，腮用力，舌抵下腭，当念"呵"字时，两臂由胸前慢慢向下落至下丹田处。

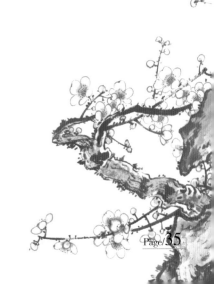

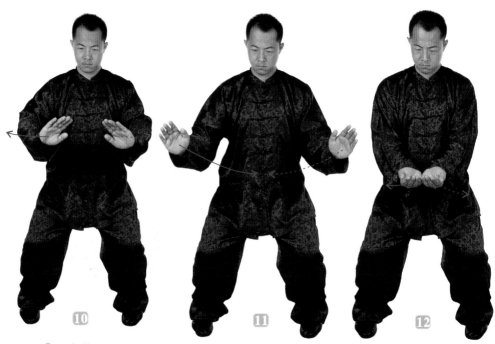

⑩ ⑪ ⑫

④两掌外翻，两手由内向上向外再向下画弧相合，两小鱼际相接成捧水状。头微低，目视两掌掌心。（图10～12）

要点

此处动作为过渡动作，双手相合之后，重复动作②、③，如此循环4次。

功效原理

中医认为，"呵"字诀与心相应，口吐"呵"字能泄出心中的浊气，具有调理心脏功能的作用，可防治心悸、心绞痛、心律不齐、失眠、健忘、口舌糜烂等心经疾患。

通过捧"水"上升，翻掌下插，外导内行，使肾水上升，以制心火。心火下降，又能温肾水，达到心肾相交、水火相济，进而调理心肺功能。

两掌捧、翻、插、拔，使肩、肘、指各个关节得以屈伸旋转，锻炼了上肢关节的柔韧性和协调性，有利于防治老年人上肢关节退化。

功之源 本式源自古代导引术六字诀中的"呵"字诀。

【第三式】 弯弓射虎通血脉

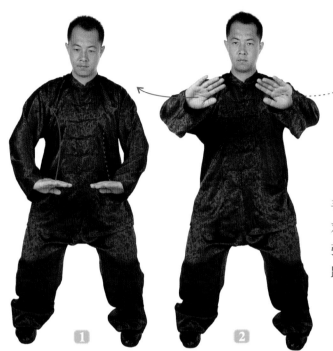

①接上式，屈膝下沉，双手外撑，掌心朝下，掌指相对。（图1）双手由下往上画弧至胸前，掌心朝外，两中指距离约与额头同宽。（图2）

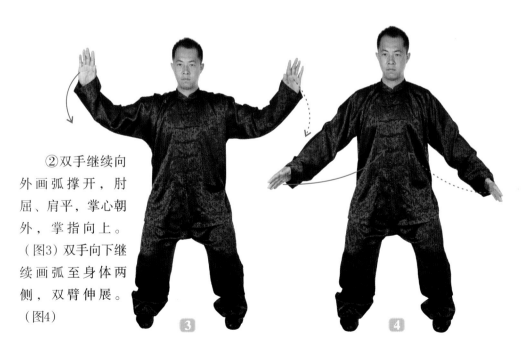

②双手继续向外画弧撑开，肘屈、肩平，掌心朝外，掌指向上。（图3）双手向下继续画弧至身体两侧，双臂伸展。（图4）

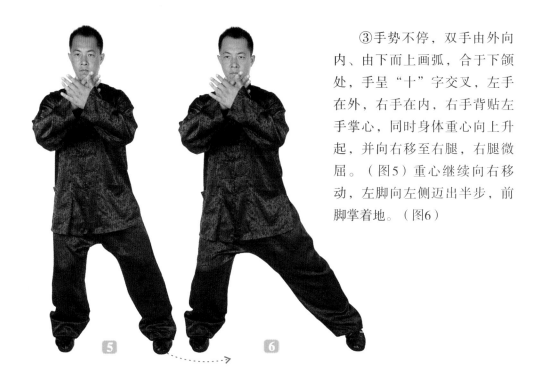

③手势不停，双手由外向内、由下而上画弧，合于下颌处，手呈"十"字交叉，左手在外，右手在内，右手背贴左手掌心，同时身体重心向上升起，并向右移至右腿，右腿微屈。（图5）重心继续向右移动，左脚向左侧迈出半步，前脚掌着地。（图6）

④重心向左移动，回落于两腿中间，此时右腿伸直。（图7）吸气，手肘外撑，两手掌向内合于胸前，沉肩坠肘，两脚尖面向正前方。（图8）

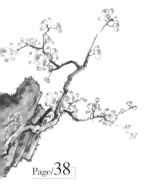

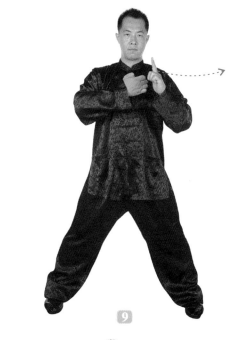

⑨

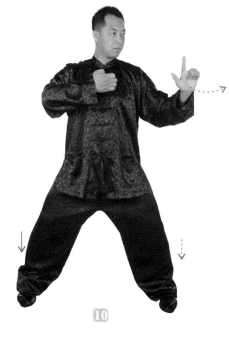

⑩

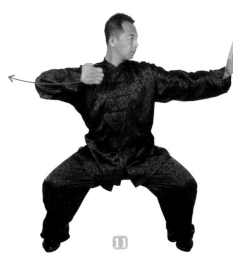

⑪

要点

"八"字状的掌侧撑时需沉肩坠肘，屈腕，竖指，掌心内空。年老体弱者可自行调整马步的高度。

⑤右手变掌为爪，五指并拢，大拇指第一指节内扣，其余四指第一、第二指节屈收扣紧，手腕伸直；左手拇指与食指分开成"八"字状，其余三指第一、第二指节屈收，掌心微含。（图9）

⑥呼气，身体重心缓缓往下坐，两腿慢慢屈膝成马步，右手向右拉，手掌拉至右肩处，掌心向内；同时左手向左平推而出，两臂对拉，双手如开弓拉箭之势，与肩同高。头部随左掌转动，目视左掌。（图10、图11）

⑦身体重心移向右腿，成右弓步，同时右手变掌向右、向外画弧；左手手指张开成掌，双手立掌，坐腕，指尖朝上，掌心朝外，与肩平齐。头部右转，

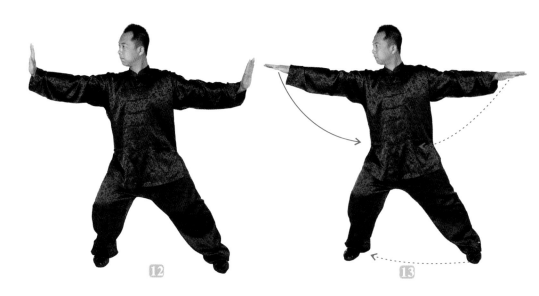

⑫ ⑬

目视右掌。（图12）手腕放松下落，掌心朝下，身体重心继续右移，收左脚，并步直立，同时双手分别由两侧向下画弧，于身前相合，形成环抱，置于丹田处，指尖相对，掌心斜向上。头部左转，低头，目视两掌。（图13、图14）

备注 右势动作相同，但左右相反。

功效原理

> 　　展肩扩胸，可刺激督脉，对脑部有益（督脉上行至项后风池穴进入脑内）。同时刺激背部的腧穴及手三阳三阴经等，还能调节手太阴肺经等经脉之气。
>
> 　　此动作能有效强化下肢肌肉力量，增强身体的平衡协调能力，还能增强小臂和手部肌肉力量，提高腕关节和指关节的灵活性，有利于矫正驼背及肩内收，预防肩、颈疾病。

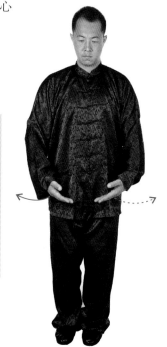

功之源 本式源自古代导引术八段锦中的第二式"左右开弓似射雕"，但增加了两臂画弧的动作。在"一"字臂时又增加了手腕放松下落的动作，更适合老年人习练。

⑭

【第四式】凤凰展翅气冲指

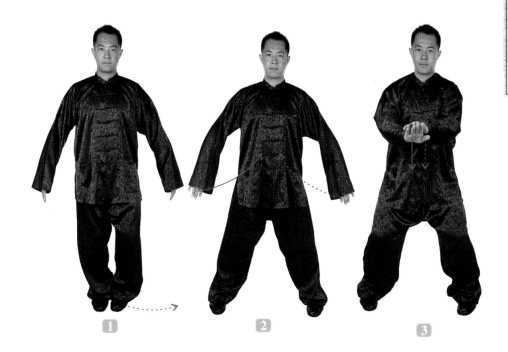

①接上式，双手向外画弧，分于身体两侧，身体重心微微下沉。（图1）紧接着抬左脚向左侧横跨一步，略宽于肩，同时双手向内翻掌撑开，指尖向下，掌心朝后，脚尖指向正前方。（图2）

②动作不停，双手由下向上画弧，绕身前至心口处重叠下落，此时右手掌心朝下，左手掌心扶于右手掌背上，掌指指向同一个方向。（图3）重心下坐，两腿微屈下蹲，相叠的两掌落于小腹丹田处，目视前下方。（图4）

要点

动作要轻柔缓和，如同鸟一般轻盈。两掌在体前相叠，上下位置可以任意选择，以舒适自然为宜。

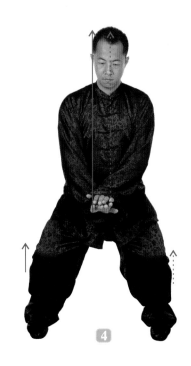

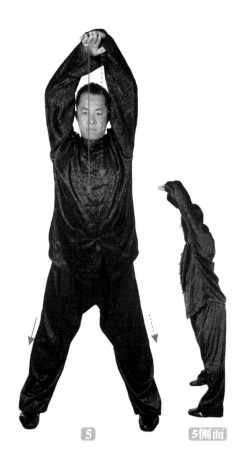

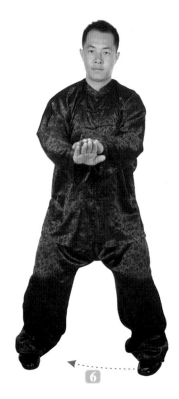

⑤

⑤侧面

⑥

③重心向上，起身，两掌顺势上提，举至头顶前上方，掌心向下，掌指指向正前方，身体略微前倾，提肩、缩颈、挺胸、塌腰、提臀，拉伸腰腹，目视前下方。（图5、图5侧面）随后以肩带肘，以肘带手，重心向下沉，身体下坐，双手相叠放松下落至胸前，目视正前方。（图6）

要点

注意动作的松紧变化。掌上举时，颈、肩、臀部紧缩；下落时，两腿微屈，颈、肩、臀部松沉。

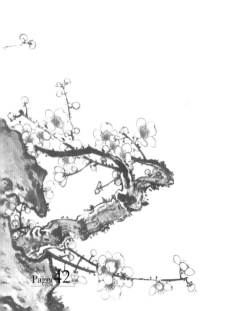

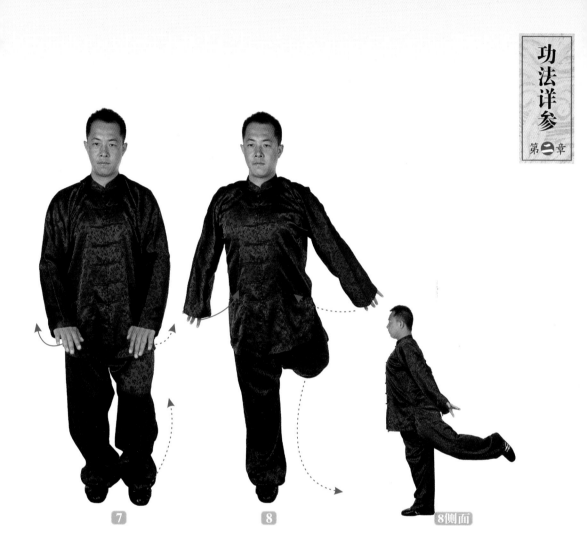

7　　　　　　8　　　　　　8侧面

　　④接着重心向上，起身直立，收左脚，并拢右脚，脚跟虚，保持重心下沉，同时双手外分置于大腿前侧。（图7）动作不停，身体重心右移，右腿蹬直，左腿向后抬起，尽量伸直或左膝微屈均可，脚尖绷紧，脚心斜朝上；同时两手向斜后方撑开，如飞鸟展双翅，欲乘风而去，掌心斜向上，抬头，伸颈，挺胸，塌腰。目视正前方。（图8、图8侧面）身体放松，左脚下落，再左开一步，双腿微蹲，双手回落，两掌相叠，按于丹田处，目视前下方。（图9）

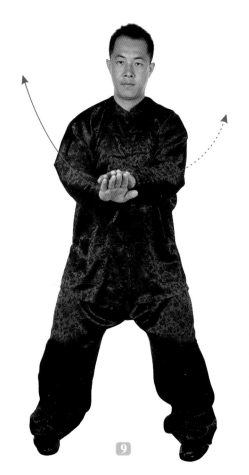

9

要点

　　两手向后侧打开时，手形为"鸟翅"，大拇指、食指、小指向上跷起，无名指、中指并拢向下。两手后摆时，身体向上拔伸，形成向后的反弓状。

功效原理

　　两掌上举时，吸气，扩大胸腔；下沉时，气沉丹田，呼出浊气，可加强心肺功能，增加肺活量，改善心津不齐、慢性支气管炎、肺气肿等症状。两掌上举，作用于大椎和尾闾，使督脉得到牵引；两掌后摆，身体呈反弓状，使任脉得到拉伸。这种松紧交替的练习法，可疏通督脉、任脉，进而刺激任督二脉的各个穴位，强化身体机能。动作中的拉伸可以有效牵引臀、腰、大腿处的肌肉，有助于美化形体。

功之源 本式源自五禽戏中的"鸟伸"，但增加了前面的过渡动作，中间的动作也稍有改动。

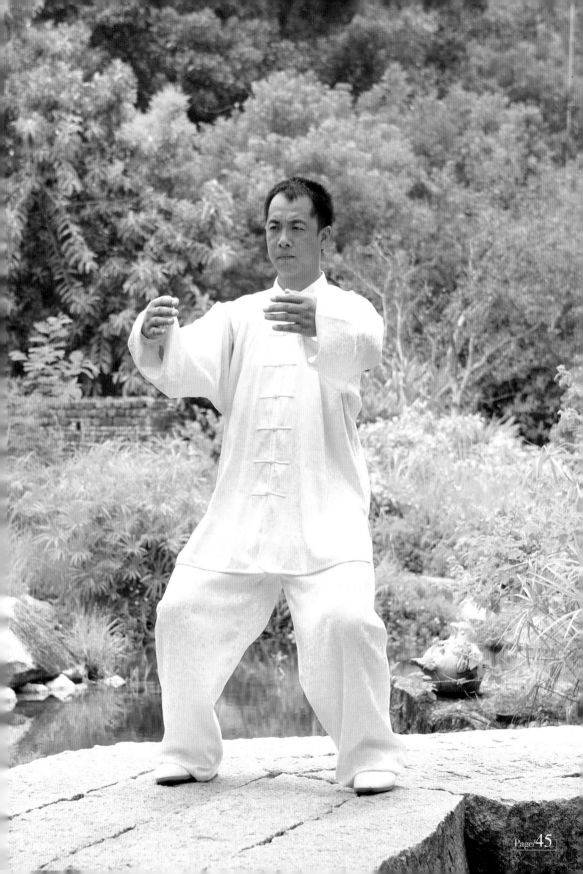

【第五式】 羽燕双飞润心肺

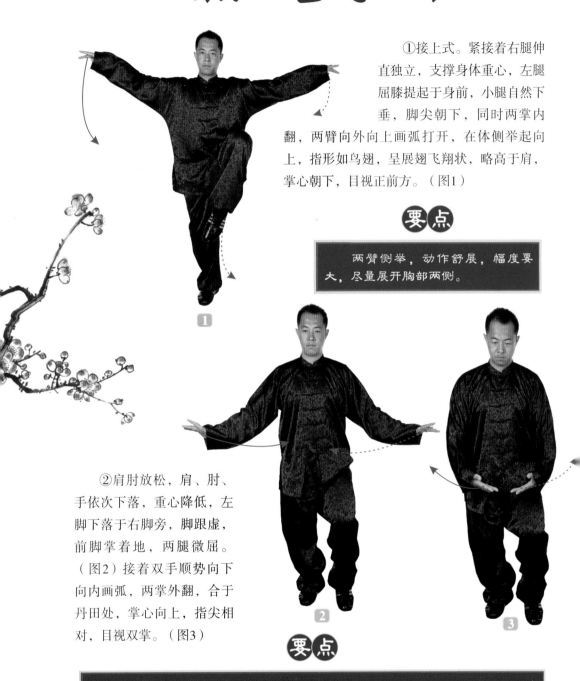

①接上式。紧接着右腿伸直独立，支撑身体重心，左腿屈膝提起于身前，小腿自然下垂，脚尖朝下，同时两掌内翻，两臂向外向上画弧打开，在体侧举起向上，指形如鸟翅，呈展翅飞翔状，略高于肩，掌心朝下，目视正前方。（图1）

要点

两臂侧举，动作舒展，幅度要大，尽量展开胸部两侧。

②肩肘放松，肩、肘、手依次下落，重心降低，左脚下落于右脚旁，脚跟虚，前脚掌着地，两腿微屈。（图2）接着双手顺势向下向内画弧，两掌外翻，合于丹田处，掌心向上，指尖相对，目视双掌。（图3）

要点

两臂向上展翅和下落时，手臂一定要松柔。两臂内合时，尽量挤压胸部两侧。

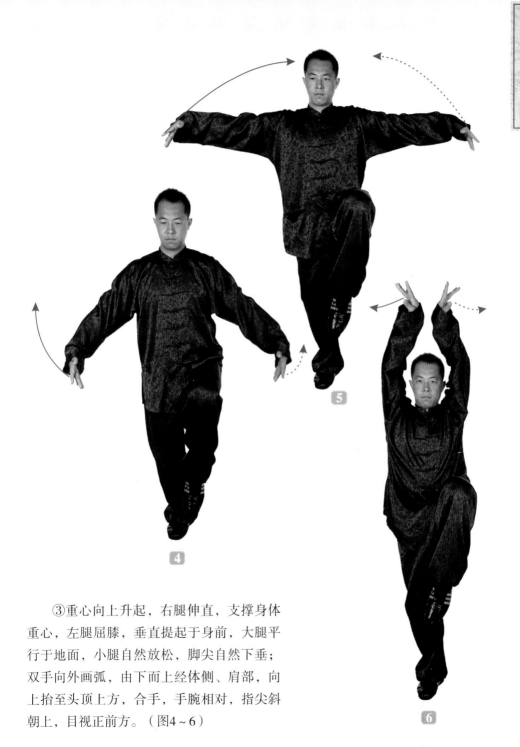

③重心向上升起，右腿伸直，支撑身体重心，左腿屈膝，垂直提起于身前，大腿平行于地面，小腿自然放松，脚尖自然下垂；双手向外画弧，由下而上经体侧、肩部，向上抬至头顶上方，合手，手腕相对，指尖斜朝上，目视正前方。（图4～6）

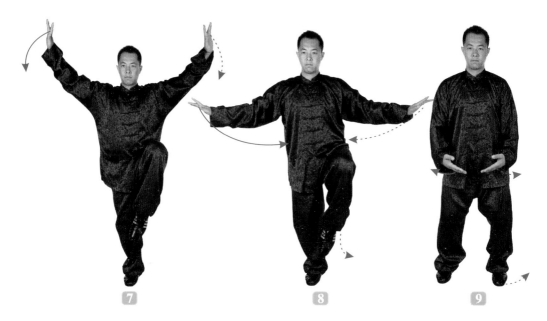

④肩肘放松，重心下沉，双手向下画弧，同时左脚逐渐下落在右脚旁，两脚间距约与肩同宽，全脚掌着地，两腿微屈，双手经体侧画弧，向外翻掌至身前，合于丹田处，掌心朝上，掌指相对，目视正前方，全身放松。（图7～9）

备注 右势动作相同，但方向相反。

要点

　　手脚变化配合协调一致，同起同落。动作配合呼吸，两掌上提时吸气，下落时呼气。

功效原理

　　两臂的上下运动可改变胸腔容积，配合呼吸可按摩心肺，进而增强血氧交换能力。

　　拇指、食指上跷紧绷，意在刺激手太阴肺经，加强肺经经气的流通，增强心肺功能。

　　单脚独立支撑身体能加强身体的平衡感和协调能力。

功之源 本式源自五禽戏中的"鸟飞"，但增加了中间的过渡动作，以适应年老体弱者习练。

【第六式】 风摆杨柳水倒流

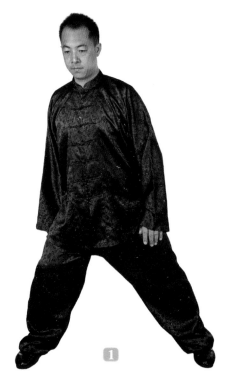

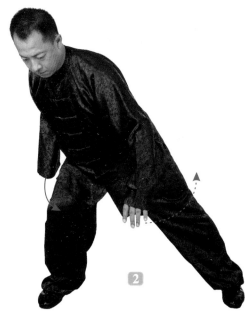

①接上式，全身放松，沉肩坠肘，重心移向右腿，左脚向左后侧横跨一步，右膝微屈，左手在前，右手在后，置于体侧。目视前下方。（图1）

上身前倾，以腰为轴做弧线运动，身体重心从右往左移动，带动身体向左旋转，同时双手随身体顺势摆动，右手向前，左手向后。（图2、图3）

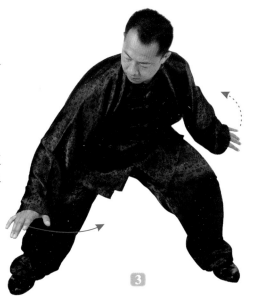

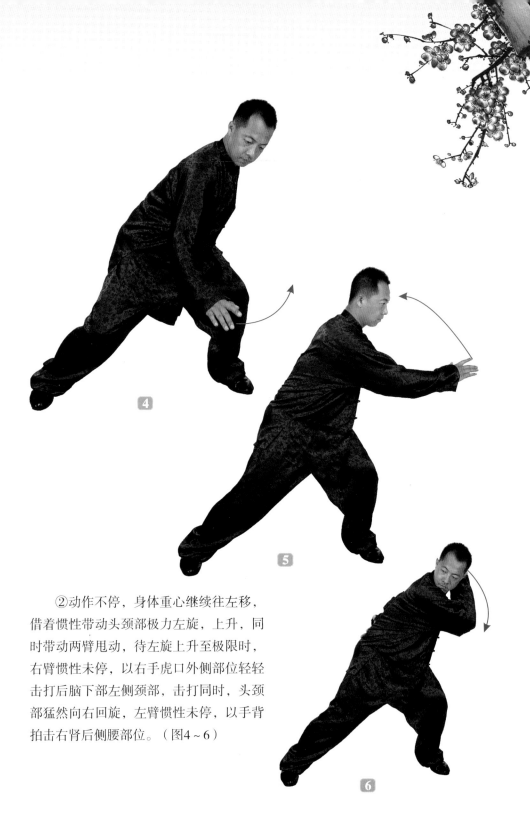

②动作不停，身体重心继续往左移，借着惯性带动头颈部极力左旋，上升，同时带动两臂甩动，待左旋上升至极限时，右臂惯性未停，以右手虎口外侧部位轻轻击打后脑下部左侧颈部，击打同时，头颈部猛然向右回旋，左臂惯性未停，以手背拍击右肾后侧腰部位。（图4～6）

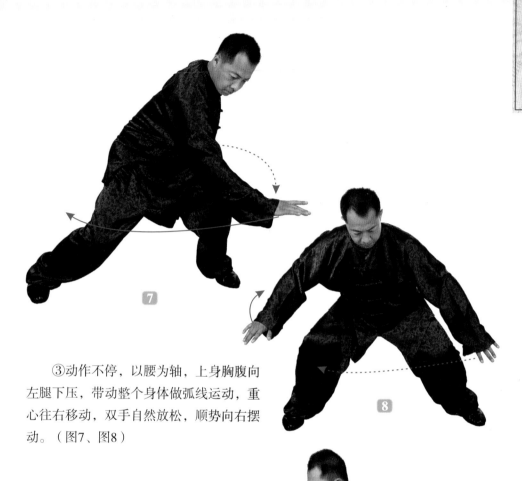

③动作不停，以腰为轴，上身胸腹向左腿下压，带动整个身体做弧线运动，重心往右移动，双手自然放松，顺势向右摆动。（图7、图8）

④动作不停，身体向右，重心继续移向右腿，借着惯性带动头颈部极力右旋、上升，同时带动两臂甩动，待右旋上升至极限时，左臂惯性未停，以左手虎口部位轻轻击打后脑下部右侧颈部，击打同时，头颈部猛然向左回旋，右臂惯性未停，以手背拍击左肾后侧腰部位。（图9～11）

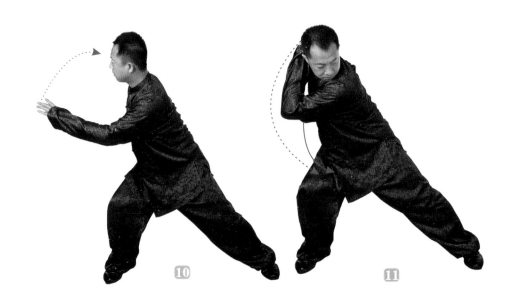

要点

在拍打时需要左右循环注复，不断拍打。

功效原理

通过手部拍打颈部经络及肾部经络，可以有效疏通手厥阴心包经、手少阴心经、手太阳小肠经、手太阴肺经、足少阴肾经、足太阳膀胱经等经脉，预防心脑血管疾病，治疗慢性前列腺炎。肩部的伸展、腰部的左右旋转，能辅助治疗肩周炎、肩部酸痛、腰肌劳损等症。

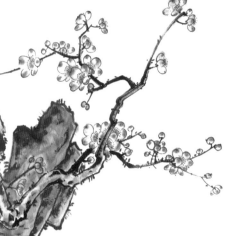

功之源 此式为太极拳基本功训练中必不可少的拍打功之一。

万佛朝宗理三焦

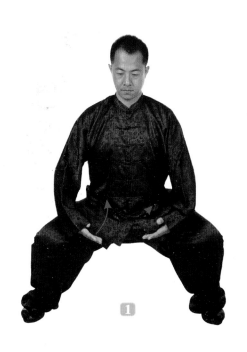

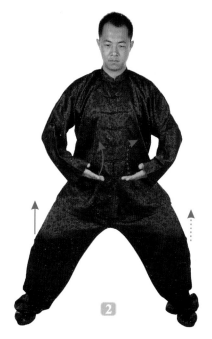

①接上式，重心下坐，身体下蹲成马步，双手环抱于丹田处，掌心向上，掌指相对。目视前下方。（图1）接着重心向上升起，吸气，两手缓缓向上端起至胸部，同时两腿逐渐伸直，两手位置略高于肘，此时藏气于丹田、气海。（图2、图3）

要点

注意在起身站直后，双脚脚尖不可外展成"八"字脚，脚尖要正对正前方或者微微内扣。吸气时要采用腹式呼吸法，将气积聚于腹部，身体往上升，气息向下降，不可藏气于胸。

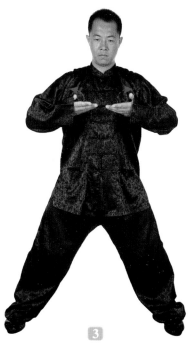

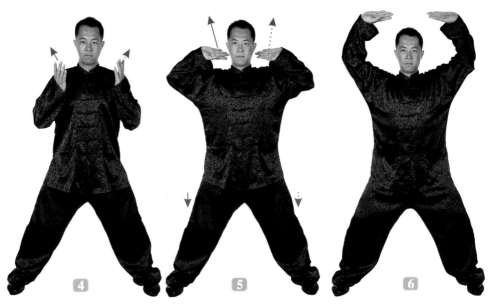

②动作不停，呼气，双手手肘下坠内合，以手腕为轴，向内旋掌、翻腕，同时开肘、展胸，双手横托于耳部下方，掌心斜朝上。目视正前方。（图4、图5）

③动作不停，吸气，双手向上托起举过头顶，掌心朝上，开胸，展肩，同时身体重心下降，两腿成马步之势，双手与胸背部形成对拉之势，对督脉进行拉伸。（图6、图7）

要点

旋掌、翻腕、开肘时要注意，肘部不可内合过紧、双肩紧压，而是要完全展开。身体下蹲、上托双掌时，要保持手、头、背、臀在同一个平面上，尤其忌讳手往前搭、臀部后翘。年老体弱者可自行调整马步的幅度。

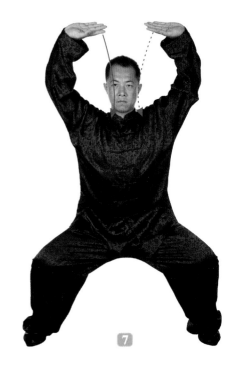

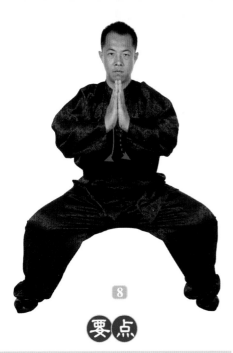

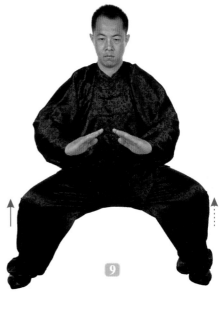

⑧

⑨

要点

双手合十端于胸前时，大小臂的夹角不可太小，两大拇指不可太靠近胸口。同样不可成"八"字脚。分掌时由掌根开始，逐渐过渡到中指，下落，以便给下一步的吸气做准备。

④向外翻掌，双手掌心向内合十端于胸前，目视正前方。（图8）

⑤呼气放松，两手分开，向下虚按，掌心斜朝下，掌指相对，目视前下方。（图9）

功效原理

对督脉的拉伸能刺激心脏、头部的经脉和穴位，促进心脏、脑部机能，防治心脑血管疾病。

中医上说："三焦通，百病除。"此式通过两掌上托，缓慢用力，保持抻拉，可以梳理三焦，使三焦通畅、气血调和，久练能使低血压回升。

通过拉长躯干与上肢关节周围的肌肉、韧带及关节软组织，对防治肩部疾患、预防颈椎病等有良好的作用。

马步站姿能有效提升下肢肌肉的力量。

功之源 此式改编自少林内功中的"万佛朝宗"。

【第八式】梳脑理气降血压

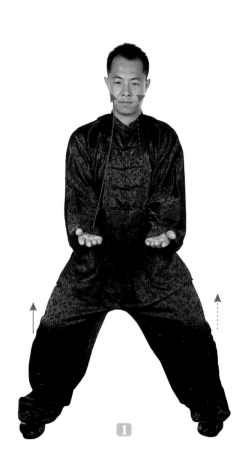
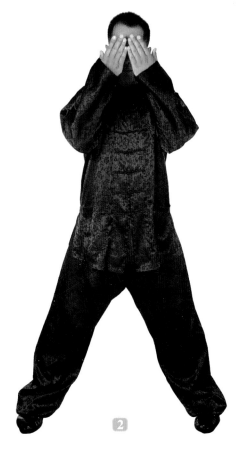

①接上式，两掌外翻，掌心朝上，掌指朝前。目视前下方。（图1）

②重心缓缓上升至两腿直立，保持两脚脚尖指向前方，两掌上托，托至与肘齐高时，两肘不动，两手掌梳向面部。（图2）

要点

此时大小臂保持舒展，夹角大于90°。

要点

此时胸口放松，气沉丹田。

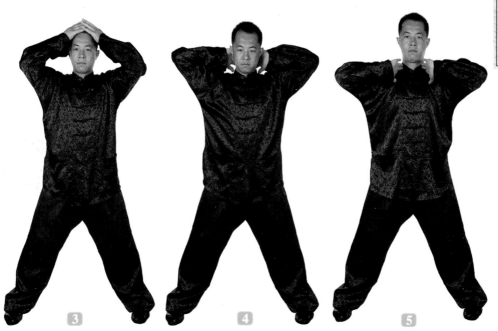

③两掌由眼眉处印堂穴开始，自下而上，梳头抹发，经额头、百会、风府穴，从脑后下落至颈部两侧。目视正前方。（图3～5）

④吸气，双掌向前平推而出，掌心朝外，掌指相对。（图6）双掌向外旋，松腕，手掌向下放至与手腕平齐，掌心朝下，掌指朝前。（图7）

此时不可耸肩，要沉肩坠肘。坠肘同时悬腕。

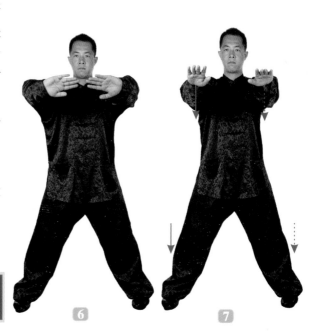

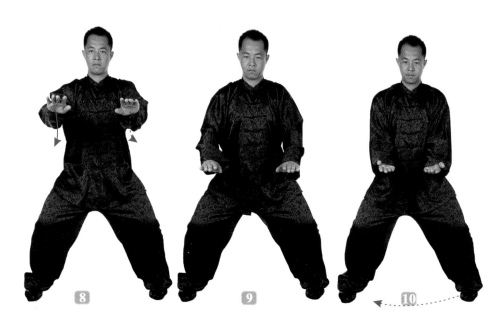

⑤肩、肘、手依次下落，呼气下蹲，重心下坐，双手向下虚按，掌心朝下，掌指朝前。（图8、图9）至丹田处，向外翻转手掌，掌心朝上，如动作①。（图10）

此时注意胸空、腹实，气沉丹田。

功效原理

梳理头部，能通达阳气，宣行郁滞，利气血，对头痛、眩晕、心悸、失眠、烦躁不安等有特效；可促进大脑和脑神经的血液供应，有助于降低血压，预防脑溢血等疾病的发生；能健脑提神，解除疲劳，舒缓焦虑情绪，延缓脑衰老；还可改善头皮的血液循环，对头发的生长大有帮助，使头发柔软、富有光泽。

功之源 此式改编自古代养生功法"千梳头"。

【第九式】 **背后七踬百病消**

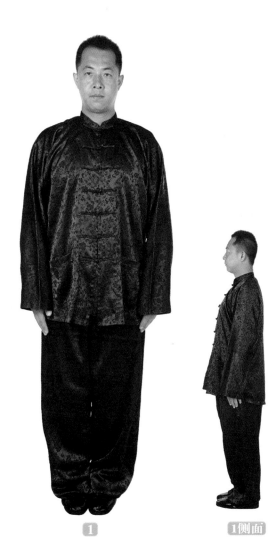

① 接上式，左脚并右脚，两脚并步站立，含胸拔背，沉肩坠肘，虚腋松腕，虚领顶劲，口齿微合，舌尖轻抵上牙根。两手收回身体两侧，十指展开，手心空松成莲花掌，中指尖轻贴于裤缝。松静站立，目视正前方。（图1、图1侧面、图1特写）

要点

沉肩舒臂，周身放松。

①　　**①侧面**

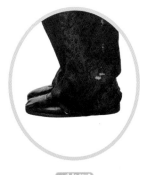

①特写

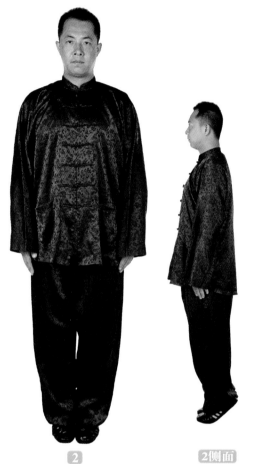

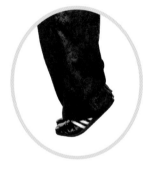

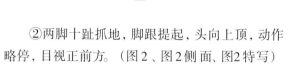

②两脚十趾抓地，脚跟提起，头向上顶，动作略停，目视正前方。（图2、图2侧面、图2特写）

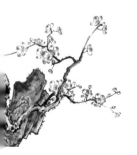

要点

脚跟上提时脚趾要抓地，脚跟尽力抬起，双脚的前后两部分、双膝均要并拢在一起，不可分开。百会上顶，略停顿，要掌握好平衡。

③两脚跟下落一半，随后轻震地面。（图3、图3侧面、图3特写）

 要点

脚跟下落时，咬牙，轻震地面，动作不可急躁。本式一跷一落为一遍，如此循环做七遍。

功效原理

脚掌部位密布着丰富的神经反射区，脚趾又是足三阴和足三阳交汇的地方，通过十趾抓地，可以刺激相应的神经反射区，由此对相应的脏腑功能起到有效的调节作用。

同时跷脚可以有效地刺激督脉及整条脊柱，使全身气血充足，经络畅通，脏腑平衡。

跷脚站立可以强化小腿后部肌群的力量，拉伸脚底肌肉、韧带，提升身体的平衡能力。

轻震地面可轻度刺激下肢和脊柱各关节内外结构，并使全身肌肉迅速放松复位，有助于缓解肌肉紧张。

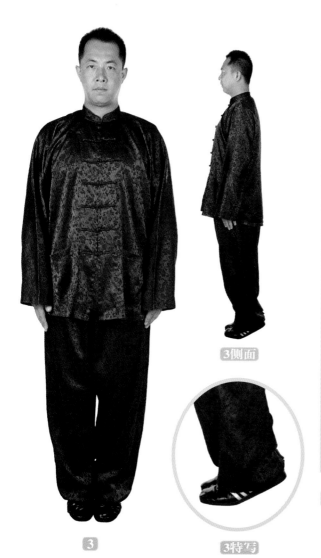

3侧面

3

3特写

功之源 此式为八段锦中的"背后七颠百病消"。。。

【第十式】养血凝心静思神

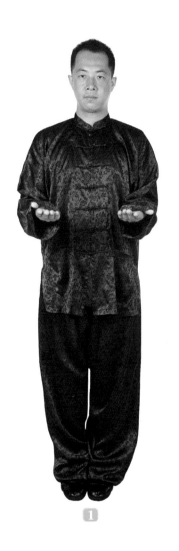

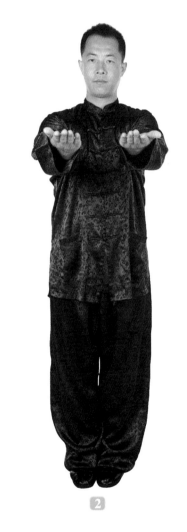

①

②

①接上式，两脚并步站立，含胸拔背，沉肩坠肘，虚腋松腕，双手向上端起，掌心朝上，掌指朝前，肘部内侧轻贴两肋。目视正前方。（图1）随后双手以肩为支点，以中指领劲，向前穿出，手形不变，手臂与地面保持平行。（图2）

要点

此处要保持虚腋，不可夹紧腋窝。手臂向前穿出时，应激激地贴着两肋外侧，平穿而出，手高不过肩。

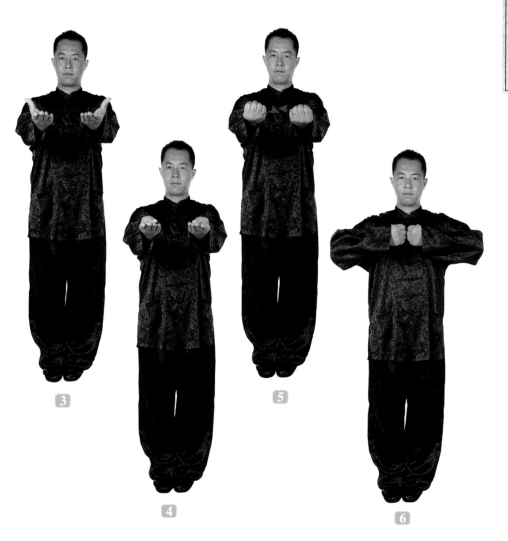

③

④

⑤

⑥

要点

　　"握固"方法为以四指握大拇指成拳，仿胎儿之状。

　　②大拇指张开。（图3）双手"握固"，大拇指内扣，其余四指握住大拇指成拳。（图4、图5）接着两拳内旋竖起，拳心向内，开肘，两小臂向内回拽至胸前，手指第二关节相对，相距约1厘米，拳眼朝上。（图6）

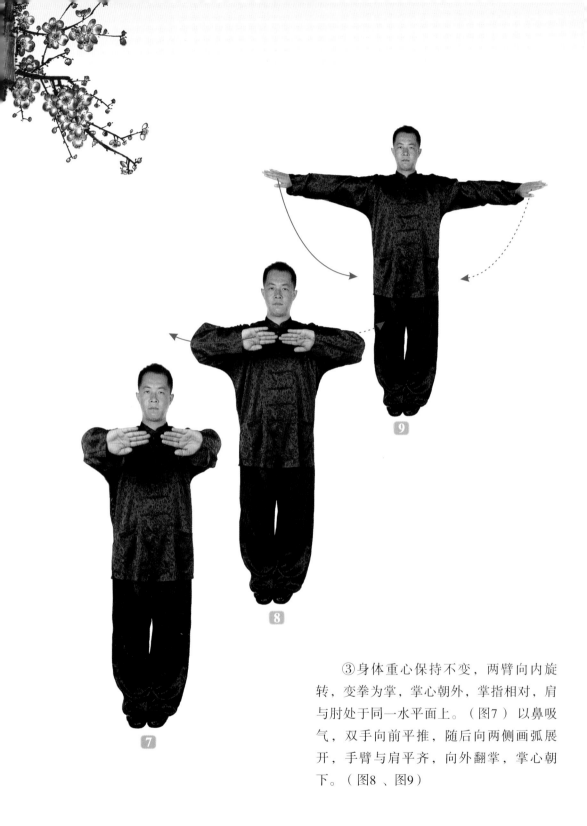

③身体重心保持不变，两臂向内旋转，变拳为掌，掌心朝外，掌指相对，肩与肘处于同一水平面上。（图7）以鼻吸气，双手向前平推，随后向两侧画弧展开，手臂与肩平齐，向外翻掌，掌心朝下。（图8、图9）

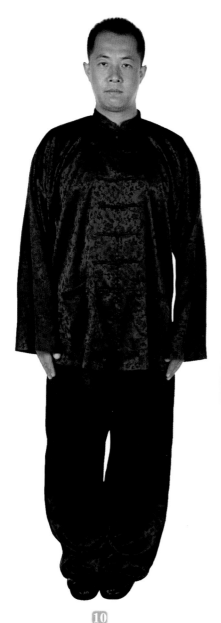

④呼气，两臂下落，松静站立，沉肩坠肘，手指轻贴裤缝，万法归一，气沉丹田。（图10）

要点

变拳为掌时，注意手指自然伸直，不可弯曲如爪，同时虎口不宜张开。

功效原理

双手攥拳的动作可刺激手三阳、手三阴经的穴位，对于心脏病、冠心病、心津不齐、心跳过速等病，有极大的辅助疗效。

"握固"这种手势有助于安魂定神、收摄精气，有促使心气归一、辟邪毒之气的作用，可以愉悦身心，使身体回复练功前的安静状态。

功之源 此式改编自八段锦中的"攒拳怒目增气力"，但摒除了其中的怒目和左右交替冲拳的动作，腿部姿势也变马步为直立，更加适合中老年人习练。

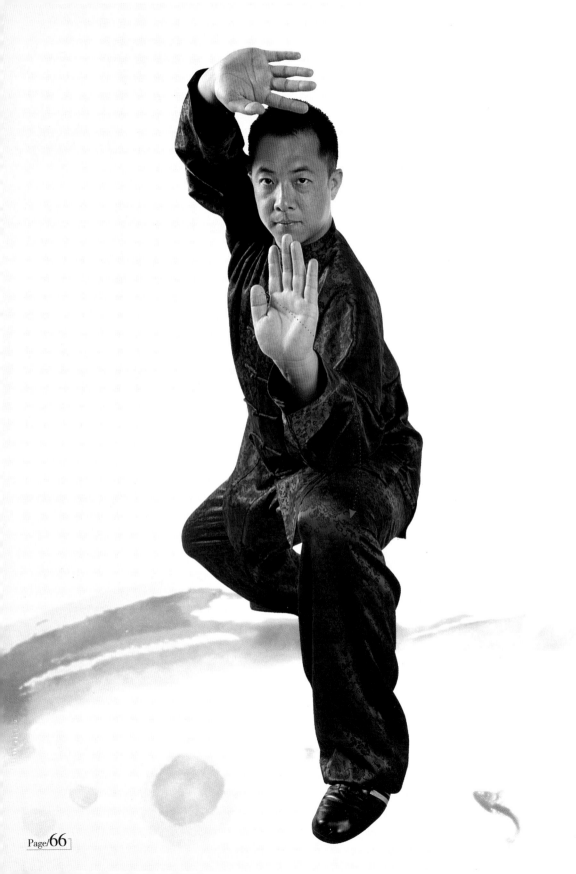

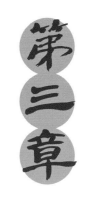

第三章

养生术精选

古代保心健脑导引

中国历代的养生家和武术家不断研习、继承、演绎、创造了数量众多的养生导引功法。这些功法虽然名目众多，叫法各异，但都是通过肢体动作、按摩拍打、呼吸吐纳、行气意想等一系列特殊方法，来调动和激发人体内气，从而达到强身健体的目的。

本章精心挑选了四套对心脑有帮助的古代养生导引术，以通俗易懂的语言详细介绍了动作要点及功效，并配有图片，方便读者自行揣摩练习。

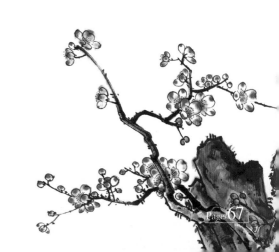

一、传统导引养生术对心脑的保健

中医认为，经络是气血运行的通道，它内属脏腑，外连肢节，通达表里，贯穿上下。而"经络阻隔，气滞血瘀"是引起高血压病、冠心病等心血管系统疾病的经络病理机制。在正常情况下，气血在经络中畅通无阻，但当经络有阻隔，气血运行受到阻滞时，脏腑就产生病症。呼吸吐纳、太极拳、八段锦、五禽戏等传统导引养生术多以"阻者通之，瘀者导之"为原则，达到防治心血管系统疾病的功效；以"虚者补之，亢者平之"为原则，能有效防治因"肝肾阴虚，肝阳上亢"导致的高血压、心悸等病症；以"凝者稀之，积者散之"为原则，对因脂肪代谢和血液凝固机制失调、胆固醇堆积导致的心血管疾病有疗效。

此外，传统导引养生术的运动量一般为中小强度，运动负荷符合中老年人的生理特点，能舒展全身关节和肌肉，尤其是增强上下肢机能，调理脏腑功能，对植物神经功能紊乱引起的头晕、胸闷、心慌等有一定疗效，还能改善手脚末梢的血液循环。

中医认为"心主神明"，这个"心"指的就是"脑"。"脑为神之本，神强必多寿"，因此"养生先养脑"。对于脑的养护，古代养生家主张静修和动练。"静修"就是静坐冥想，古人认为，修炼静功达到高级层次时，会出现"河车逆运"、"还精补脑"的奇异效果。五禽戏、八段锦、太极拳等"动练"，不但能增强体质，而且能改善心理状态。

中医经络理论还认为，心与小肠相表里，再由小肠经上头面入目达脑。传统养生功中对手部的锻炼，能刺激手少阴心经，再经手太阳小肠经上头贯脑。同时，脚部有大量经络上通于脑，被称为人的"第二大脑"，循行的六条经络的气血直接和大脑相通。传统养生功中有大量脚部动作，可以有效刺激这六条经络，进而增强脑部机能。

二、古本五禽戏

五禽戏是汉末医学家华佗首创的一种体育锻炼方法。对华佗编创五禽戏的记载，最早见于西晋陈寿所著的《三国志·华佗传》。华佗根据古代的导引、吐纳之术，研究虎、鹿、熊、猿、鸟五种动物的活动特点，并结合人体脏腑、经络和气血的功能，创编了这套具有民族风格的健身养生功法，以活动筋骨、疏通气血、防治疾病、健身延年为主要目的。

从现有文献资料看，南北朝名医陶弘景所著的《养性延命录》最早用文字描述了五禽戏的具体动作。此后，明代周履靖的《夷门广牍·赤凤髓》、清代曹无极的《万寿仙书·导引篇》和席锡蕃的《五禽舞功法图说》等著作，都以图文并茂的形式，比较详细地描述了五禽戏的习练方法。其中的文字说明不仅描述了"五禽"的动作，而且还有神态的要求，并结合了气血的运行。这些宝贵的文献资料为后人的研究提供了重要依据。

在导引术的发展史上，五禽戏是首次形成套路的健身法。但就五禽戏本身而言，它是一套结合了肢体运动和呼吸吐纳的高级保健养生术，对后世的导引、八段锦甚至气功、武术等，都有一定的影响。

现代研究证明，五禽戏是一套能使全身肌肉和关节得到舒展的医疗体操。它在锻炼全身关节的同时，不仅能提高心肺功能，改善心肌供氧量，还能提高心脏的泵血能力，促进组织、器官的正常发育。

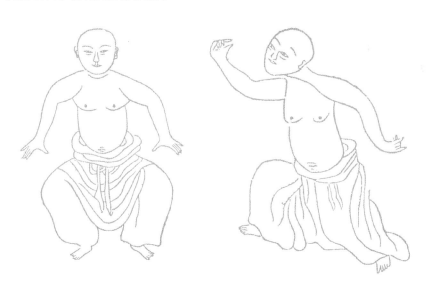

1.虎式

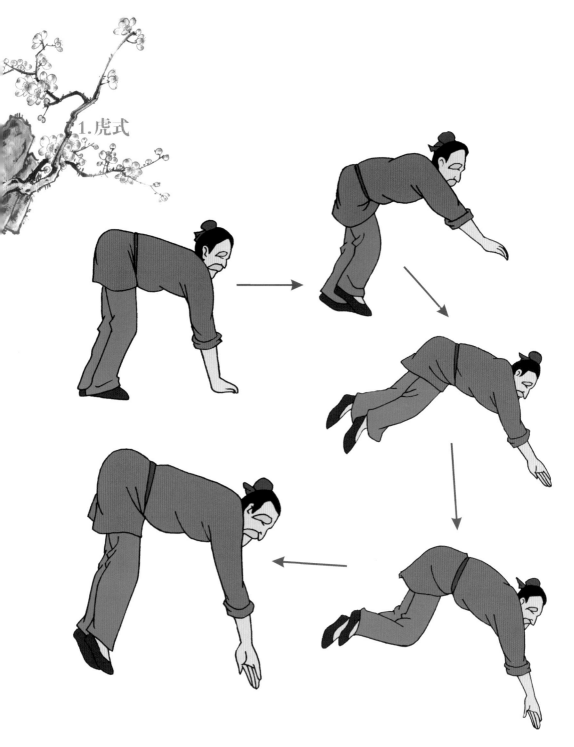

①首先以四肢按地，做向前跃起的动作三次，再做向后跃起的动作两次。

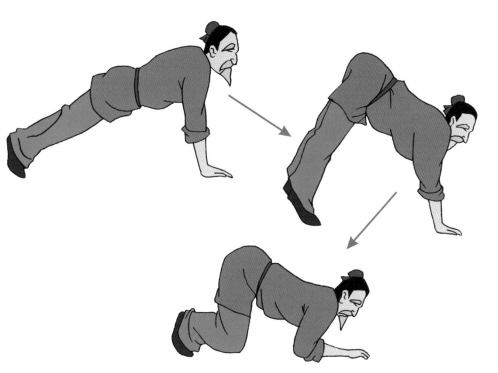

②然后将腰部尽量向前伸展，至极限时，立即回缩，再立即还原。

③接着四肢按地，做前行的动作七次，复原后，做向后退的动作七次。

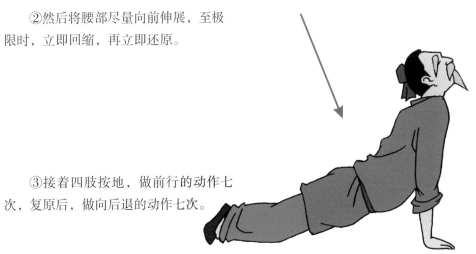

古本原文

"虎戏者，四肢距地，前三踯，却二踯，长引腰，侧脚仰天，即返距行，前却各七，过也。"

2.鹿式

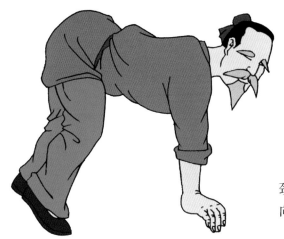

①首先以四肢按地，先伸长颈项，由左向后顾三次，再由右向后顾两次。

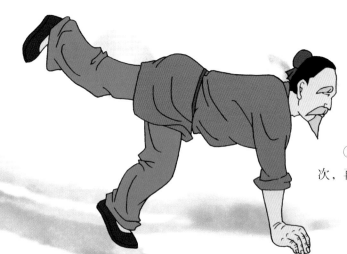

②复原，将左脚伸缩三次，再将右脚伸缩两次。

古本原文

"鹿戏者，四肢距地，引项反顾，左三右二，伸左右脚，伸缩亦三亦二也。"

3.熊式

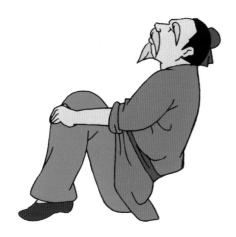

①正坐，两手扶膝，仰面看天。

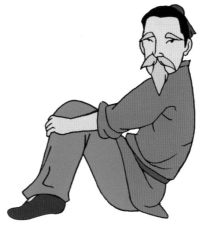

②两手交叉抱膝。

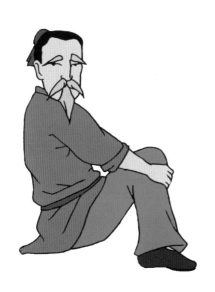

③保持抱膝的姿势左右触地七次。

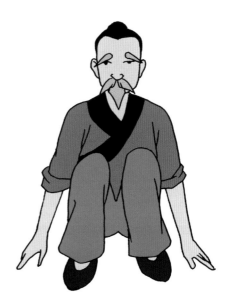

④坐式变蹲式。

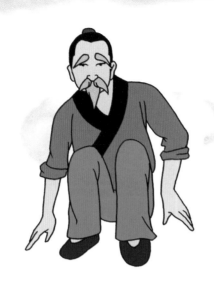

⑤用手左右托地各七次。

古本原文

"熊戏者，正仰，以两手抱膝下，举头，左僻地七，右亦七，蹲地以手左右托地，左右各七。"

4.猿式

①站立，伸两手攀住物体，身体悬空。

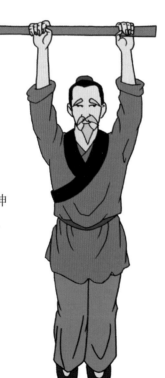

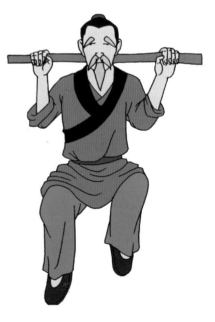

②再将身体向上收缩和向下伸放，交替做七次。

③用一只脚向上钩住物体，身体向下悬空，左右脚轮换做七次。

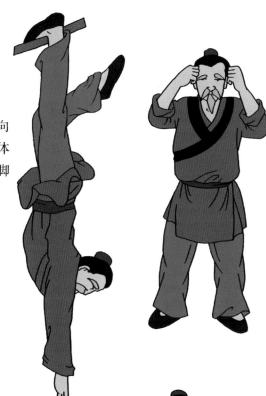

④再用两手抓住物体，将脚放下站立，左右手交替按摩头部各七次。

古本原文

"猿戏者，攀物自悬，伸缩身体，上下各七，以脚拘物自悬，左右七，手钩却立，按头各七。"

5.鸟式

①先站立，左右手下垂，微离开大腿，屈腕立掌，随即一脚向前跷起。

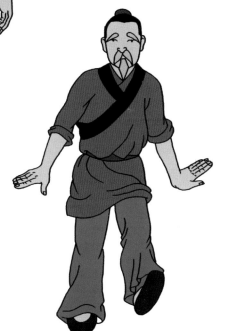

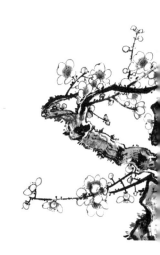

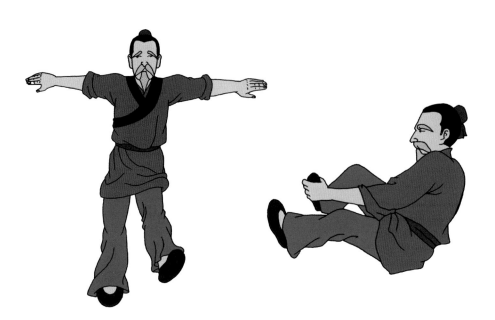

②两臂左右平伸，双目圆睁，鼓足力气，然后换脚做，左右交替各七次。

③做完后坐在地上，伸两脚，用两手挽拉左脚，左脚用力前推，再换右脚，各做七次。

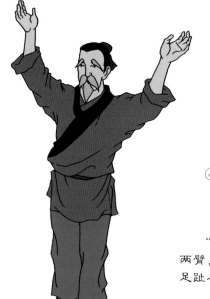

④最后起立，伸缩两臂，各七次。

古本原文

"鸟戏者，双立手，翘一足，伸两臂，扬眉用力各七。坐伸脚，手挽足趾各七，缩伸二臂各七也。"

三、明本五禽戏

明本五禽戏原载于明代罗洪先所著的《万寿仙书》，内有"五禽戏"部分。虽然名称与古本五禽戏相同，但功法并没有继承关系。明本五禽戏术式简洁，易学易练。它把握了五禽容易仿效的特点，如虎的发威、鹿的回转、鸟的起飞等，为后世武术中的各种仿生拳法提供了范例，如白鹤亮翅、金鸡独立等。它还增加了屏息闭气，即吐纳功，将呼吸运动和肢体运动有机地结合起来，更具有锻炼价值。

1. 虎式

仿效虎发威的形态，屏住呼吸，低头，两手握拳，拳背向上，两臂前伸，目视下伸的拳背。然后做老虎震颤发威的样子，将握拳的双手如提千斤重物般向上提起，此时仍然屏住呼吸，直至提到身体直立。再将所闭之气吞入腹内并在腹内上下翻滚，至自身感到腹内如雷鸣为止。

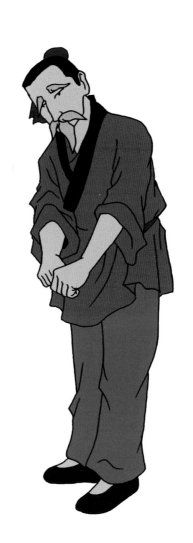

要点
每次习练5遍或7遍。

功效
此势能使全身气脉调和，精神爽利，百病不生。

明本原文

"闭气，低头，捻拳，战如虎威势，两手如提千金，轻轻起来莫放气，平身吞气入腹，使神气上而复下，觉腹内如雷鸣，或七次。如此运动，一身气脉调和，百病不生。"

2. 鹿式

仿照鹿转颈顾盼的形态。屏住呼吸，低头，两手握拳下伸，头向后转如同鹿转颈顾盼尾部。接着身体直立并缩肩，以脚尖着地，使脚跟直立至全身跳跌式振动。

要点

连做两遍或三遍，加做一遍效果更佳。

功效

此式能促使全身血液回流头部，促进头颈部的血液流通。

明本原文

"闭气，低头，捻拳，如鹿转头顾尾。平身缩肩，立脚尖跳跌跟连天柱，通身皆振动。或三次，每日一次也可，如下床作一次更妙。"

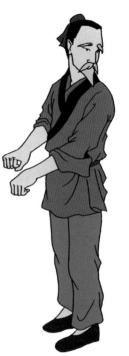

3. 熊式

仿照熊侧身而起，屏住呼吸，两手握拳，一拳侧上，一拳侧下，侧身而起。两脚左右开立，一脚稍前，一脚稍后，使所吸之气充塞胸部，促使两胁肋骨似响。

要点

习练3遍或5遍。

功效

此势能增强腰力，消除肿痛，也能舒展筋骨，安神养血。

明本原文

"熊身侧起，左右摆脚。要后立定，使气两旁胁骨节皆响。亦能动腰力除肿，或三五次止。能舒胁骨而安，此乃养血之术也。"

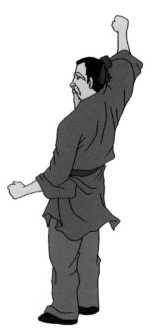

4. 猿式

仿照猿抱树枝摘果子的形态。屏住呼吸，如猿一手抱树枝，一手摘果子，一脚虚空抬起，一脚以脚跟着地向后转身，同时吸气，连吞入小腹。

要点

手脚交替进行，直到感觉出汗为止。

明本原文

"闭气，如猿爬树，一只手如捻果，一只脚如抬起，一只脚跟转身。更运神气，吞入腹内，觉有汗出，方可罢。"

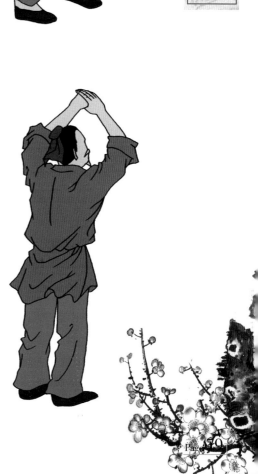

5. 鸟式

仿照鸟飞起的形态。屏住呼吸，两手作揖般置于头顶上方，躬身向前，头稍仰起，将尾闾气息引向头顶，破顶迎风而运动。

功效

此势将气息倒转自头部，能刺激头部的经络穴位，对头部的各种不良症状均有一定疗效。

明本原文

"闭气，如鸟飞头起，吸尾闾气朝顶虚，双手躬前，头要仰起，迎神破顶。"

四、灵剑子导引法

灵剑子导引法是一套按时令进行动功锻炼的保健方法，一套共十六节，配合四时摄养原则锻炼五脏，每季进行有针对性的锻炼，目的在于按一年四季气候的不同，导引脏腑经络之气、调理血脉，以适应自然界阴阳消长的变化而健身治病。此法可舒经活络，治疗内脏疾病，还能补益精髓、安养精神。

灵剑子导引法首载于《灵剑子》一书，该书署名旌阳许真君。许真君即东晋道士许逊，汝南（今属河南）人，曾任旌阳（今湖北枝江）县令，据传灵剑子是其号。他精通经、史、天文、地理和阴阳五行学说，尤其喜好道家修炼术，曾与文学家兼地理学家郭璞访求名山胜地，最后在南昌西的逍遥山（今南昌西山）下的桐园隐居。宋代封其为"神功妙济真君"，世称"许真君"或"许旌阳"。从灵剑子导引法的基本内容来看，其中许多导引动作与孙思邈《备急千金要方》中的"天竺国按摩法""老子按摩法"基本相似。

该功法一年四季可按月顺序选练，也可不按季节，针对病情先练一至数节。除注明"屏息"外，其余各节也可以屏息进行习练，但须循序渐进，逐渐延长。高血压、青光眼、脑动脉硬化、肝硬化等病患者应慎用此法。此外，各节动作幅度须由小渐大，不可用力过猛。

1. 春季补肝三势

在中国的五行学说中，肝属木，与春季相应，主升发。春季宜补肝熄风。春季补肝三势的主旨在于调养、补益肝脏，宣泄肝经病邪。

【第一势】

每天吃完午饭过片刻，盘腿端坐，两手掩口，取热气后，闭气，摩擦面部30～50遍，至面部热。也可以把手掌搓热，用两手掌摩面。

功效

可使血脉流通、面泽光润，明目，治疗各种内伤杂病，并能引元和之气下丹田，补肝脏。

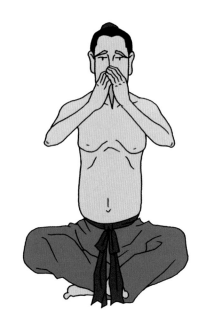

【第二势】

平身正坐，两手十指交叉，用力对拉，可治肝中风邪。然后叉手至颈后，头后仰，使颈项与手用力抗争。

功效

可去肝中风及热毒，能治疗肩周炎及关节疼痛，还可治疗两目昏花、头晕等病。

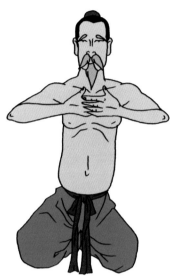

【第三势】

坐式，两手掌重叠，用力按压一侧大腿，左右交替进行。

功效

可祛除腰间及胸膈间风邪毒气，补肝脏，还有明目的功效。

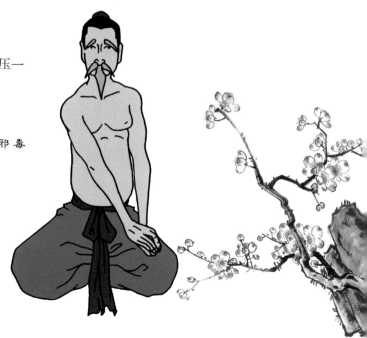

2. 夏季补心三势

夏季，大自然中的火气、热气最大。火邪属于阳邪，而心脏属火，两火相逢，心神最易受扰，出现心烦、失眠、躁狂等症，所以夏天更要注意养心安神。

【第一势】

坐式，上身左右交替向一侧倾斜。

功效

可治疗腰背风冷，宣通五脏六腑，补心益智，散脚气。

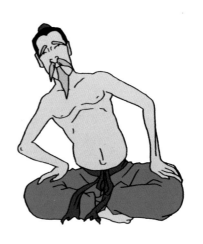

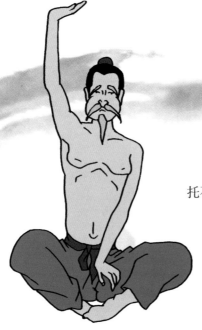

【第二势】

坐式，屏息，一手按大腿根部，另一手如托石般上举。

功效

可祛除两胁风毒邪气，通和血脉，治心疾。

【第三势】

坐式或立式，两手掌交替向前冲击。

功效

可散关节滞气，祛除臂腕邪气，治疗心脏风劳。

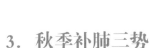

3. 秋季补肺三势

秋天，燥气最强，燥气和人体五脏中的肺关系最为密切。燥为阳邪，性干，往往最先影响肺，易出现气逆、喘咳、口干鼻干、咳痰黏稠等肺燥津亏气逆的病症。因此，秋天要注意养肺生津。

【第一势】

坐式或立式，两手向后抱颈部后侧，先左右旋转身躯，再前俯后仰。

功效

可祛除胸背筋骨间风气及治疗肺脏的各种疾病，宣通颈项经脉。

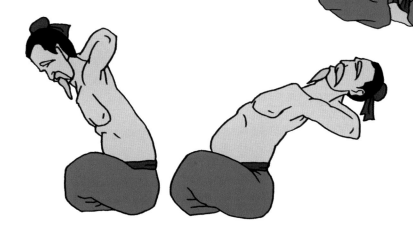

【第二势】

坐式或立式，两手十指交叉举过头顶，向左右拔伸各10次。

要点

可祛除关节中风气，治疗肺脏的各种疾病。

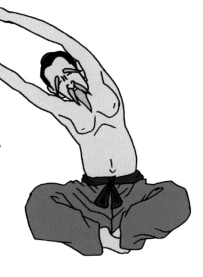

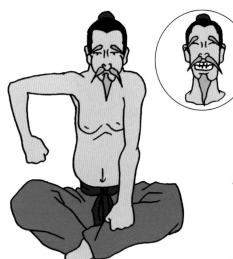

【第三势】

坐式，屏息，两手握拳，交替用力捶打脚胫10遍，然后叩齿36次。

要点

可开胸膈，去肋中邪气，治疗肺脏的各种疾病。

4. 冬季补肾三势

冬季，寒气最重。寒气伤人称为寒邪，寒邪最伤肾，因为肾属水，性寒。两寒相逢，使肾阳易受伤害，会出现怕冷、肢凉、脉沉无力，甚至出现腰腿肿胀等情况，所以冬天要养肾藏精。

【第一势】

坐式或立式，两手十指交叉，两脚交替踏交叉的手背。

要点

可祛除腰脚拘急、肾气冷痹、手脚风毒邪气，治疗膝中疼痛等。

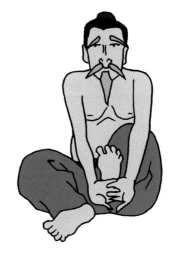

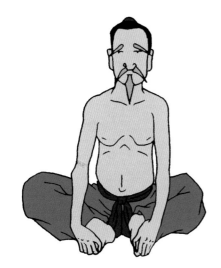

【第二势】

坐式，两手挽同侧脚趾。

要点

可祛除脚痹诸风、肾脏诸毒气及治疗脚痛。

【第三势】

坐式，一手托同侧膝部，另一手抱头，身体前俯，使膝靠近胸部，挺直，左右交替进行。

要点

可祛骨节间风邪，宣通血脉，治膀胱、肾脏诸疾。

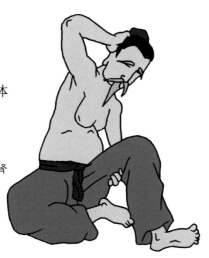

五、民间脑部养生导引九法

导引术是我国传统养生法中最为典型的修炼法，已有5000多年的历史，并在历代皆有发展。它统指以肢体运动为主，辅以呼吸吐纳的养生方式，强调身、心的修养，主要用来宣导气血、引治疾病。

这里选取了中国历代民间常用的对脑部有保健功效的养生导引行气功法图谱，供读者根据自身情况选择习练。这些养生法，动作轻缓，简便易学，不受时间和地点的限制，能强健脑部，进而防病祛病、延年益寿。

1. 针头

针头又名"击鼓""掷昆仑"。

两手五指相搓如同梅花针，用十指的指腹自前额向脑后轻叩头部，至后发际为止。

要点

叩击时应从中间开始向两侧各击四行，轻重要适宜，以敲击后有清醒感为度。

功效

此法能预防头痛、头风等病症。

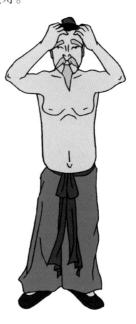

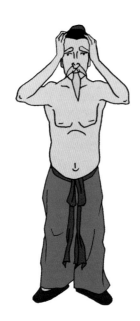

2. 搓头

双眼闭合，用一手或双手指腹搓揉发根，遍及全头。

要点

手法宜稳重，切忌摇头晃脑。

功效

此法能使头部气血畅通，头脑清醒。长期习练，可预防头发早白。

3. 振头

左手手心朝下，五指张开，轻轻按住头顶，用右手手掌轻柔地拍打左手手背数次。

要点

拍打时，头部有轻微的震感。

功效

此法能有效舒缓头部紧张，释放压力。

4. 推头

双手按住额部上方，十指向后，从前发际慢慢推向后发际。

要点

手法沉着有力，推遍全头，包括头部两侧的颞部。

功效

此法能促进头部气血循环，缓解头部不适。

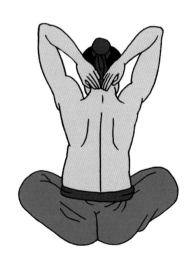

5. 梳头

古名"引鬓发"，又名"流通"。

双手十指分开，如同梳子插入头发中，由前向后梳遍全头。

要点

动作轻重要适宜。

功效

此法促进强头部的血液回转，增加脑部血流量，预防脑部血管疾病；可使头发黑亮有光泽；还能激活全身气血运行，令人神清气爽。

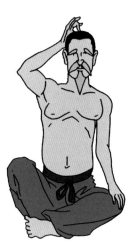

6. 点百会

用一只手的中指指端掐点头顶百会穴，然后用指腹旋转揉动，各做50次。

要点

手法宜轻柔适度。

功效

此法可防治头痛、眩晕、脱肛、高血压等症。

7. 点风池

一手的拇指和中指相对弯曲成钳形，用指尖勾点脑后风池穴数次。

功效

风池穴属于足少阳胆经穴位，在脑后枕骨下缘头发边内，是治疗头痛、伤风、感冒、五官疾患、神经衰弱等病症的常用穴位。

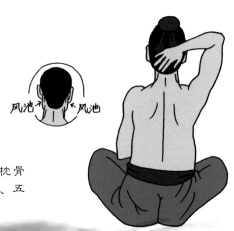

风池　风池

8. 揉太阳

用两手拇指或中指指腹按住两侧太阳穴做顺时针、逆时针方向的揉动。

要点

先顺后逆，各做8次。

功效

太阳穴属于经外奇穴，是防治头痛、眼部疾病最常用的穴位。

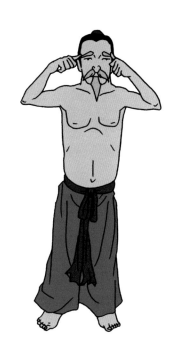

9. 顺推率谷

用两手拇指指腹按住太阳穴，拇指尖朝后，然后用力沿着耳部推向脑后，经过耳尖上方的率谷穴推至枕骨下的风池穴。

要点

每经过一个穴位，都轻轻点按揉动一下，反复做数次。

功效

对防治偏头痛有一定疗效。

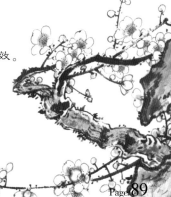

图书在版编目（ＣＩＰ）数据

保心健脑功 / 文泰元编著. —太原：山西科学技术
出版社，2016.10
　　ISBN 978-7-5377-5420-0

　　Ⅰ．①保… Ⅱ．①文… Ⅲ．①心脏血管疾病－气功－
养生(中医)②脑血管疾病－气功－养生(中医) Ⅳ．①
R247.4

中国版本图书馆CIP数据核字(2016)第241803号

保心健脑功

出　版　人：赵建伟
编　　　著：文泰元
责任编辑：黄　聪
版式设计：中映良品
封面设计：中映良品

出版发行：山西出版传媒集团·山西科学技术出版社
　　　　　　地址：太原市建设南路21号　　邮编：030012

编辑部电话：0351-4922061
发行电话：0351-4922121
经　　销：各地新华书店
印　　刷：山西三联印刷厂
网　　址：www.sxkxjscbs.com
微　　信：sxkjcbs

开　　本：230mm×170mm　　1/16　　印张：6
字　　数：160千字
版　　次：2017年2月第1版　　2017年2月山西第1次印刷

书　　号：ISBN 978-7-5377-5420-0
定　　价：28.00元

本社常年法律顾问：王葆柯
如发现印、装质量问题，影响阅读，请与印刷厂联系调换。